ARE WAERLAND · DIE WIRBELSÄULE

Are Waerland

Die Wirbelsäule — Säule der Gesundheit

Die Chiropraktik und ihre Erfolge im Lichte der Menschheitsentwicklung

Humata Verlag Harold S. Blume

ARE WAERLAND · DIE WIRBELSÄULE

5. Auflage

Auslieferung:
Humata Verlag Harold S. Blume
Deutschland: 6000 Frankfurt am Main 1, Fach 3809
Österreich: 5020 Salzburg, Bergstrasse 16
Schweiz und übrige Länder: 3000 Bern 6, Fach 74

ISBN 3-7197-0242-1
Interner Verlagscode 7-242-54-5

Zum Geleit

I

Are Waerland, der grosse Biologe, der sich für neuzeitliche Ernährung und gesunde Lebensweise einsetzte, hat sich nicht gescheut, die bis in unsere Tage umstrittene Naturheilmethode der Chiropraktik eingehend zu erforschen und zu durchleuchten. Ohne sich in lange wissenschaftliche Erklärungen zu verlieren, versteht er es, mit seinem tiefen Einfühlungsvermögen und anhand von vielen Beispielen den Kranken ihr Leiden verständlich vor Augen zu führen.

Mit der ungeheuren technischen Entwicklung der letzten Jahrzehnte konnte der Mensch nicht Schritt halten, und die Folgen davon blieben auch nicht ohne Einfluss auf die Wirbelsäule und das Nervensystem.

Hast und Unruhe, einseitige Beschäftigung und Überlastung, Erschütterungen durch Fahrzeuge, falsches Sitzen, Stehen, Bücken usw. führten zu der ständig anwachsenden Zahl von Bandscheibenschäden. Mangel an Bewegung in frischer Luft und Sonne, überzivilisierte und denaturierte Kost sowie ungesunde Lebensgewohnheiten zeigen sich ebenfalls in

Schwächung und Schädigung des ganzen Halt- und Stützapparates, die sich wieder nachteilig auf die inneren Organe und deren Funktionen auswirken.

Viele Jugendliche weisen heute bereits einen Haltungszerfall der Wirbelsäule auf, dem aber durch Aufklärung und gesunden Ausgleich durch Sport und Gymnastik entgegengetreten werden kann.

Waerland erkannte, dass die Wirbelsäulenbehandlung mit ihrem Einfluss auf den ganzen Körper einen äusserst wichtigen Platz in der Heilkunde einnimmt, und mit seiner Schrift will er wegweisend und vorbeugend wirken. Mögen durch sie recht viele Leidende den Weg zu Gesundheit und Lebensfreude zurückfinden.

Hubert Witzig, Bern
Doktor der Chiropraktik

II

Der Verfasser, weit über die Grenzen seines Heimatlandes bekannt als Vorkämpfer für natürliche Lebensweise, ganz besonders auf dem Gebiet der Ernährung, hat durch seine Lehren in Wort und Schrift viele Menschen als Anhänger gewonnen.

Er hat auf den folgenden Seiten überwältigende Eindrücke von der Chiropraktik geschildert. Beseelt von dem Willen, Leidenden zu helfen, versucht er damit, dem Laien einen Einblick in die Methode zu vermitteln.

Mögen die Kranken, deren Beschwerden durch Wirbelverschiebungen hervorgerufen sind, in diesem Buch einen Wegweiser finden.

F. A. Bielefeldt, Frankfurt am Main
Doktor der Chiropraktik

Gewaltige Zeitepochen

Es gibt gewaltige Entwicklungsepochen, die vom Lärm und Tosen der unruhigen Gegenwart nicht berührt werden, wo Stille, Ruhe und Klarheit herrschen und wo doch etwas Grosses geschieht, das langsam aber sicher die Welt verändert und die Entwicklung in Bahnen lenkt, die ihrer Natur nach ebenso fest, unzerrüttbar und majestätisch sind wie Granitplatten, die in Tausenden und Millionen von Jahren der Wut der Winde und dem Ansturm der Meereswellen widerstanden haben. Über dieses Geschehen haben Cäsaren und Diktatoren ebensowenig Macht wie über den Gang der Sterne und die Wege der Winde und Meeresströmungen. Ihre Versuche, die Schicksale der Menschen zu lenken, scheinen im Lichte der allumspannenden Weltentwicklung ebenso erfolglos zu sein, wie das Trachten eines Kindes, das Meer mit einem Becher auszuschöpfen.

Das Thema, das wir behandeln wollen, muss im Lichte der grossen Zeitepochen gesehen werden. Zu ihrer Ruhe, ihrem Frieden und ihrer Klarheit laden wir jetzt die Leser ein.

Unsere biologischen Vorväter

Unser Stoff umspannt Jahrmillionen in der Entwicklungsgeschichte des Menschen.

Haben Sie, meine Leser, jemals über die eigentümliche Tatsache nachgedacht, dass alle Tiere, mit Ausnahme des Menschen, ihre Beine von der Geburt an gebrauchen können? Dass die neugeborenen Kätzchen, Hunde, Kälber und Füllen auf ihren Beinen stehen und herumlaufen können, sobald sie aus dem Mutterleib gekommen sind – oder aus dem Ei wie die Kücken? Aber die «Jungen» der Menschen müssen wenigstens ein Jahr, d. h. ein Sechzigstel ihrer durchschnittlichen Lebenslänge, dazu verwenden, um das Gehen zu erlernen und um überhaupt ihren Körper beherrschen zu können.

Worauf beruht wohl diese Eigentümlichkeit? *Die Biologie,* die Lehre vom Leben, gibt die Antwort.

Der Mensch ist ein Wirbeltier, das später als irgendeine andere Wirbeltierart sein Lebensmilieu gewechselt und zugleich seine Lebensweise verändert hat. Die biologischen Vorväter des Menschen waren mittelgrosse Beuteltiere, die sowohl Vorder- wie Hinterbeine zum Gehen benutzten. Ihre vier Beine trugen die waagrecht liegende Wirbelsäule und hatten zugleich an ihr eine Stütze.

Unsere *biologischen Vorfahren* lebten damals in Gegenden, wo es ständig grüne Blätter und Knospen gab. Auf diese Nahrung hatten sie sich spezialisiert. Wenn die Sommerhitze das Grün des Bodens verbrannte, sahen sie sich nach den Blättern und Knospen in den Baumkronen um, wo es zudem nach der Blütezeit auch allerhand Früchte gab. Es galt nur, geeignete Methoden zu finden, um so hoch wie möglich hinaufzugelangen.

Dieselben Schwierigkeiten hatten auch Tiere der damaligen Zeit, z. B. die *Vorväter der heutigen Giraffe.* Die Giraffe stammt nämlich von einer Säugetierart ab, die ursprünglich nicht grösser war als ein Pony. Als die Nahrung auf der Erde anfing, kärglich zu werden, strengte sie sich an, immer höher und höher in die Baumkronen greifen zu können. Nun horchen die geheimen Mächte und intelligenten schöpferischen Kräfte der Natur jede Anstrengung ab, die ein lebendes Wesen macht, und richten ihr Streben und ihre technische Geschicklichkeit darauf, teils seine Organe allmählich so umzubauen, dass sie fähig werden, der neuen Lebensaufgabe zu dienen, teils ganz neue, dafür angepasste Organe zu schaffen.

So geschah es, dass das kleine vierfüssige Pony im Laufe von Jahrmillionen immer höhere Beine und einen immer längeren Hals bekam, während es ihm immer unbequemer wurde, auf der Erde zu grasen. Stattdessen hatte die Giraffe jetzt einen ständigen Zugang bekommen zu Blättern und Knospen, das ganze Jahr über. Die Natur hatte ihr die Nahrung gesichert, indem sie ihr Beine und Hals verlängerte.

Die biologischen Urväter des Menschen haben einen anderen Weg eingeschlagen. Sie haben sich den Reichtum der Baumwipfel an Knospen, Blättern und Früchten erschlossen, indem sie in die Wipfel hinaufkletterten. Die Natur antwortete auch hierauf durch ein langsames Umbilden der Vorder- und Hinterbeine zu Greiforganen. Der grösste Anatom und Biologe Englands, *Sir Arthur Keith,* ist wie kein anderer Forscher dieser Entwicklung gefolgt und hat aufgezeigt, wie sie Schritt für Schritt vor sich ging, bis der ganze menschliche Körper seinen jetzigen Bau bekommen hatte.

Das Zeugnis der Embryo-Entwicklung

Die Entwicklung des menschlichen Embryos im Mutterschoss gibt uns ein zusammengedrängtes Bild von diesem so unerhört interessanten Vorgang. Im Embryostadium müssen wir alle diese Jahrmillionen währenden körperlichen Verwandlungsstadien nochmals in ganz kurzer Zeit Schritt für Schritt durchmachen. Wir begannen ja alle unser Dasein als mikroskopisch kleine, befruchtete Zelle im Schutz des Mutterleibs. Diese teilt sich in zwei Zellen, jede von diesen wieder in zwei und so fort, bis aus den 4, 8, 16, 32, 64, 128, 256 usw. Zellen Millionen und Billionen von Zellen geworden sind. Innerhalb dieser Zellen werden die einzelnen verschiedenen Arbeitsaufgaben verteilt und zweckmässige Organe gebildet.

Da alles Leben aus dem Meere gekommen ist, entwickelt der menschliche Embryo, ähnlich wie die Embryos aller Wirbeltiere, immer zuerst jene Organe, die ein Fisch nötig hat, weil das Fischstadium die erste Sprosse der aufstrebenden Leiter des Lebens war. Wir finden deshalb am Menschenembryo in diesem Stadium vollentwickelte *Kiemen,* sogar eine Schwimmblase und auch das einräumige sowie später das zweiräumige Herz der ersten Fische.

Als die Lebensbedingungen vom Wasser aufs Trockene verlegt wurden, verloren die Kiemen ihre Bedeutung und wurden in andere Organe umgewandelt. Einer der Kiemenbogen muss als Zungenbein Dienst machen, und ein Kiemengang wird zu einem Rohr, zur Eustachischen Röhre, verwandelt, die das Ohr mit der Nasenhöhle verbindet. Aus der lufterfüllten Schwimmblase entsteht ein neues Organ, die *Lunge,* die nun den Sauerstoff aus der Luft aufnehmen kann.

Alles dies scheint demjenigen, der in der Biologie nicht bewandert ist, eigentümlich, ja phantastisch. Aber die Natur hat uns noch viel wunderbarere Dinge zu erzählen. So zeigt z. B. die Entwicklung des Embryos eines *Walfisches,* dass dessen Ahnen riesengrosse Landtiere waren, die mit Lungen atmeten, entwickelte Junge gebaren, auf vier massiven Beinen herumwanderten und das Grün der Erde mit riesengrossen ebenen Backenzähnen abgrasten, mit Backenzähnen, die, ebenso wie die Beine, im Embryostadium noch heute entwickelt werden. Aus irgendeinem Anlass fingen diese Landtiere an, im Wasser ihre Nahrung zu suchen – wahrscheinlich in einer Zeitepoche der Erdgeschichte, die grossen Reichtum an Wasserpflanzen bot, während die Vegetation auf dem Lande immer spärlicher wurde. So wandelten sich im Laufe der Zeit die Beine zu Flossen um, die Mundhöhle zu einem grossen Schlund und die Zähne zu einem gewaltigen Sieb, aus Tausenden lamellenähnlichen dünnen Blättern bestehend, mit deren Hilfe der Walfisch enorme Mengen von umherschwimmenden Kleintieren und Pflanzen, wovon das Meereswasser so reich ist, auffangen und wegsieben konnte. Nur die Lungen konnten nicht mehr zu Kiemen umgebildet werden, was zur Folge hat, dass der Walfisch ständig zur Wasseroberfläche heraufkommen muss, um nach Luft zu schnappen.

Bei den *Seehunden* sehen wir einen anderen eigentümlichen Umwandlungsprozess, der in vieler Hinsicht demjenigen des Walfisches ähnlich ist. Der Seehund ist, wie der Name angibt, nichts anderes als ein Hund, der ähnlich den Vorfahren des Walfisches einmal den festen Boden verliess, um im Meere zu leben, und der angefangen hat, sich von Fischen zu ernähren. Die Jungen des Seehundes werden, wie die Jungen des Landhundes, mit einem weichen, üppigen Haarpelz geboren, für den sie im Wasser nicht die geringste Verwendung haben. Sie müssen deswegen auf dem Lande bleiben, bis der Pelz in die für die Seehunde charakteristische Haarbekleidung umgewandelt ist. Auf dem trockenen Lande tummeln sie sich, spielen und bellen wie die jungen Hunde.

Die *Vögel* dagegen stammen von Reptilien ab, die im Laufe langer Entwicklungsperioden im Luftmeer ein neues Lebensmilieu gefunden hatten und währenddem allmählich ihre Vorderbeine zu Flügeln und ihre Hinterbeine zu Gehorganen entwickelt bekommen haben. Diese ganze interessante Entwicklung ist jetzt in kleinsten Einzelheiten klargelegt und bewiesen, unter anderem durch den Fund der versteinerten Reste des Urvogels, *Archäopteryx,* einer fliegenden *Eidechse,* die man in alten Schieferschichten angetroffen hat.

Das *Eichhörnchen* repräsentiert eine andere Entwicklungslinie. Es gehört, wie bekannt, dem Geschlecht der Nagetiere an und ist nichts anderes als eine ehemalige Ratte, die das Leben in den Bäumen bevorzugt hat, statt wie seine Verwandten auf der Erde zu leben und sich in den Boden hineinzugraben. Gewisse Arten von Eichhörnchen, die sogenannten *Flugeichhörnchen,* haben aus einer grossen Hautfalte, die sich zwischen den Vorder- und Hinterbeinen spannt, regelrechte Fallschirme entwickelt, mit deren Hilfe sie sich von Baum zu Baum durch die Luft werfen können. Die Entwicklung von Fallschirmhäuten zwischen den Beinen entspricht der Entwicklung von Schwimmhäuten zwischen den Zehen bei den Wasservögeln.

Die *Fledermäuse* dagegen sind ursprünglich Mäuse, die sich darauf verlegt hatten, Insekten zu fangen und von der Natur deswegen mit Flughäuten versehen wurden, die zwischen den Zehen der Vorderfüsse wuchsen.

Im *Pflanzenreich* haben wir eine ganze Anzahl ähnliche Entwicklungen in der Umwandlung verschiedener Pflanzenteile für verschiedene Aufgaben. Man denke nur an die Pflanzen, die sich auf den Fang von Insekten verlegten und fleischverdauende Blätter entwikkelten.

Wir sehen demnach, dass die Natur stets die energischen Anstrengungen belohnt, die von Tier- oder Pflanzenarten zur Erreichung eines bestimmten Zweckes gemacht werden; teils dadurch, dass sie schon bestehende Organe umbildet, teils dadurch, dass sie neue, zweckmässigere Organe schafft.

Wie wunderbar reich ist doch die Schöpfungsgeschichte, die wir im grossen Buch der Natur ablesen können! Ohne sie zu verstehen, können wir auch nicht das Werden des menschlichen Körpers, seine Besonderheiten, seine krankhaften Veränderungen und die Grundgesetze der Gesundheit verstehen.

Das Werden des Menschen, gesehen unter den gewaltigen Perspektiven der Biologie, erscheint als eine der interessantesten Einzelheiten in diesem grossen Entwicklungsdrama. Das meist Charakteristische für seinen Körperbau ist, dass er einer Tierart angehört, die versucht hat, sich zu einem zweihändigen Kletterer und zugleich zu einem zweibeinigen Bodengänger zu entwickeln, d. h. sich sowohl dem Leben in den Bäumen wie auf der Erde anzupassen.

Seine Füsse sind in gleicher Weise wie seine Hände zu Greiforganen geschaffen. Dies wird durch die trotz der Fussbekleidung noch beibehaltene Beweglichkeit der Zehen bewiesen und ebenso durch den Gebrauch, den viele Naturvölker und armlose Krüppel noch davon machen. So benutzen gewisse Facharbeiter eines grossen Kulturvolkes, der Japaner, die Zehen, um mit ihrer Hilfe die gleiche Arbeit auszuführen wie mit den Fingern.

In der Gemeinde Gnarps in Hälsingland in Schweden lebte, als ich Student war, ein Lehrer, der ohne Arme geboren war, aber gelernt hatte, mit den Füssen alle die Arbeiten auszuführen, zu welchen ein Schulmeister sonst seine Hände benutzt. In meinem Beisein schrieb er mit Kreide auf die Schiefertafel, korrigierte mit Bleistift oder Tinte die Aufsätze der Kinder, holte die Schlüssel aus seinen an den

Hosenbeinen befestigten Taschen und schloss damit die Türen zu den Schränken und Zimmern auf und zu – alles mit den Füssen. Sein «Fuss-Stil» war schöner als derjenige der meisten Menschenhände.

Auch die Leistungen der Zirkusartisten zeigen eine wiedergewonnene, durch das einförmige Leben auf der Erde verlorengegangene Fertigkeit, die ursprünglich jedem Individuum der in den Baumwipfeln lebenden Menschheit eigen war. Die vererbte und unausrottbare Furcht des Menschen vor Schlangen weist zudem auf die Zeit hin, als er in den Bäumen vor Angriffen von allen anderen Tieren ausser Schlangen geschützt war. In der Erzählung der Bibel vom Sündenfall war es natürlich der Erbfeind des Menschen, die *Schlange,* der aus den Zweigen des Apfelbaumes zu Adam und Eva sprach und sie in Versuchung führte, von der verbotenen Frucht zu essen.

Das Zurückbilden der Beweglichkeit der Zehen und eine Umbildung des Fusses vom Greiforgan zu einem Organ für Gehen und Laufen fing ja schon an, als die Menschen ihr Leben in den Bäumen aufgaben und auf die Erde niederstiegen. Dieser Zurückbildungs- und Umbildungsprozess hat eine Reihe von Fussbeschwerden mit sich gebracht, unter denen die zivilisierte Menschheit jetzt zu leiden hat. Das beste Heilmittel dagegen ist barfussgehen. Alle Kinder sollten daran gewöhnt werden, jedes Jahr in den warmen Monaten barfuss in Wald und Wiesen zu gehen. Während der Wikingerzeit ging man im Sommer immer barfuss, und während des Winters trug man eine weiche, nicht besohlte Fussbekleidung aus Leder oder Birkenrinde. Diese Fussbekleidung ist bis in unsere Zeit bewahrt worden in den weichen *«Pjäxor»,* einem gefütterten Schnürschuh der Lappen und Inlandfinnen, und den *«Opanken»* südlicher Völker.

Gleichzeitig mit dem Verfall des Fusses fing derjenige der Wirbelsäule an.

Die Tragödie des aufrechten Ganges

Der Mensch hatte während etwa 25 Millionen von Jahren in den Baumkronen und auf der Erde seine aufrechte Haltung allmählich entwickelt. Das bedeutete eine vollständige Umbelastung seines Knochengerüstes und eine Verschiebung seiner Organe. Diese wurden während des Lebens als Vierfüssler auf der Erde von der Haut mit deren Bindegewebe, Sehnen und Muskeln getragen, die von dem horizontalen Rückgrat herunterhing wie ein sackähnliches Tuch von einer waagrechten Stange. Wie in einer Hängematte ruhten die inneren Organe wohlgeschützt in dieser ursprünglichen Lage. Je mehr aber der Mensch versuchte, die aufrechte Haltung einzunehmen, desto mehr wurde natürlich die gegenseitige innere Lage aller dieser Organe geändert. Die Natur horchte wie gewöhnlich diese Tendenz ab und machte Vorkehrungen, um den ganzen Organismus umzubauen und die Organe der Bauchhöhle so zu befestigen, dass sie in der neuen Körperhaltung ihre Lage beibehalten konnten. Selbstverständlich konnte diese Arbeit nur in grossen Zeitperioden und in Etappen vorsichgehen, und es war klar, dass grosse «technische» Schwierigkeiten auftraten. Alle Organe des Brustkorbs und der Bauchhöhle, die bisher bequem in ihrer Hängematte geruht hatten, mussten jetzt mit starken Bändern und Muskeln so befestigt werden, dass sie auch in der neuen Körperhaltung auf ihren Plätzen blieben und sich nicht auf den Grund der Bauchhöhle herabsenkten. Aber die Natur war auch hier ihrer Arbeitsaufgabe gewachsen.

Als der *«homo sapiens»* mit seiner aufrechten Haltung endlich aus den Baumwipfeln auf die Erde herunterstieg, war die Jahrmillionen währende Umbildung beendet und der ursprünglich tierähnliche Körper unserer biologischen Vorväter zu einer harmonischen Menschengestalt umgebaut, so schön und formvollendet, dass er, wie die griechischen Statuen zeigen, als eines der grössten Meisterwerke der Schöpfung gelten konnte. Ja, der Mensch fing an, davon zu träumen, er wäre den Göttern gleich.

Dass die aufrechte Haltung jedoch eine spätere und noch nicht genügend biologisch verankerte Erwerbung war, zeigt die im vorhergehenden Kapitel angeführte Tatsache, dass die «Jungen» der Menschen nicht die aufrechte Haltung als Erbe mitbekommen, sondern dass diese unter Zuhilfenahme zweckmässiger Übungen während der ersten Jahre erst zurückerobert werden muss. Dasselbe beweisen diejenigen Krankheiten des zivilisierten Menschen, die durch Verschiebungen der Wirbel und durch die unnatürliche Senkung der inneren Organe entstanden sind.

Jedes Menschenkind fängt sein Dasein auf allen Vieren an. Die ersten Schritte werden immer noch als «ein grosses Wunder» angesehen, und sie spiegeln auch das grosse Wunder wider, das im Laufe der Jahrmillionen geschah, als ein ursprünglicher Vierfüssler zum Menschen umgebildet wurde.

Eines der grössten Meisterwerke der Natur

Um aus der ursprünglich horizontalen Wirbelsäule einen vertikalen Träger zu machen, musste die Natur ausserordentliche Aufgaben übernehmen, nämlich eine vollständige Umlegung des anatomischen Bauplanes, der dem Aufbau eines Vierfüsslers zugrunde liegt. Es galt, die Wirbelsäule, die vorher mit ihren beiden Enden von den vorderen und hinteren Extremitäten getragen worden war, jetzt nur auf dem von den Hinterbeinen getragenen Becken zu lagern und gleichzeitig dafür zu sorgen, dass auch der ganze Brustkorb samt Kopf und Armen darauf ruhen konnte, wobei die letzteren wiederum Lasten tragen sollten, die das Vielfache des Eigengewichts des Menschen ausmachen. Die Natur löste jedoch alle diese Aufgaben auf eine wunderbare Weise. Die Wirbelsäule des Menschen ist eines der grössten Meisterwerke der Natur, das kaum ein Gegenstück in der physischen, chemischen und mechanischen Welt hat.

Der Form nach hat sie Ähnlichkeit mit einem Bogen, der in der Mitte eine Einbuchtung und oberhalb und unterhalb je eine Ausbuchtung hat. Diese Konstruktion ist ausserordentlich gut geeignet, Stösse aufzunehmen und mit einem Maximum von Elastizität, Geschmeidigkeit und Kraft sich den verschiedenen Bewegungen anzupassen und sie zu unterstützen.

In der Wirbelsäule sind zwei scheinbar unvereinbare Dinge in einer wunderbaren Art vereint: *«Feder»* und *«Träger»*. Denken Sie sich eine grosse Granitsäule, die aus vielen meterhohen Granitblöcken aufgebaut ist, in einen elastischen und geschmeidigen Träger mit drei bogenähnlichen Ausbuchtungen verwandelt, der in allen denkbaren Richtungen gedreht und gebogen, zusammengepresst und

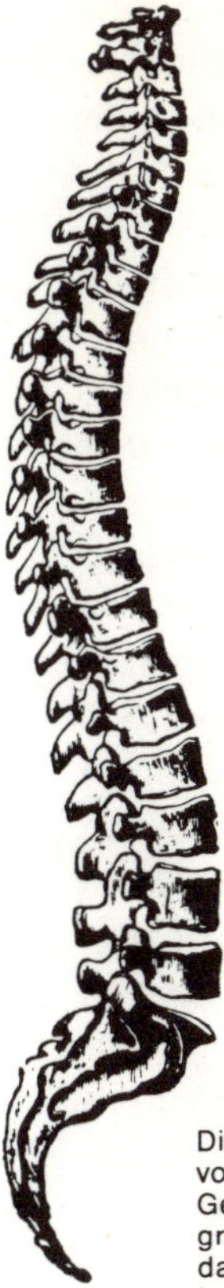

Bogen und Säule in einem – eines der grössten Wunder der Natur.

◀

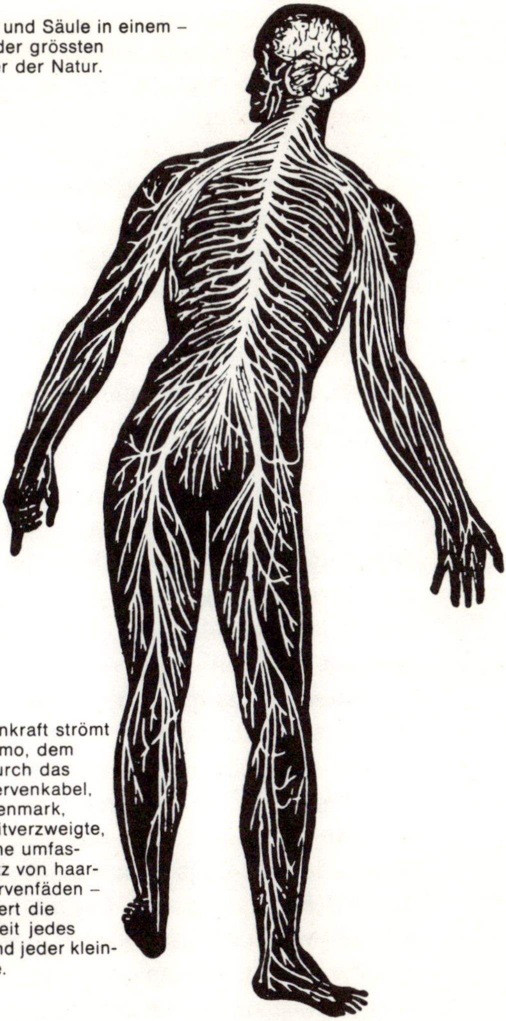

Die Nervenkraft strömt vom Dynamo, dem Gehirn, durch das grosse Nervenkabel, das Rückenmark, in das weitverzweigte, alle Organe umfassende Netz von haarfeinen Nervenfäden – und dirigiert die Wirksamkeit jedes Organs und jeder kleinsten Zelle.

ausgedehnt werden kann, während er gleichzeitig ein ganzes, grosses Gebäude mitzutragen hat – dann haben Sie ein Gleichnis des grossen Wunders.

Die Wirbelsäule des Menschen ist aus 34 solcher lebender Granitblöcke aufgebaut – von welchen 24 beweglich sind, nämlich 7 Hals-, 12 Brust- und 5 Lendenwirbel – und 9 bis 10 fest und unbeweglich, nämlich die 5 Kreuzbeinwirbel und die 4 bis 5 Schwanzwirbel. Die 24 beweglichen Wirbel sind mit 144 Gelenken, ungefähr 400 Ligamenten in Form von Sehnen und Bändern und etwa 550 Muskeln versehen. Diese Muskeln, Sehnen und Bänder halten alle Segmente (Wirbel) so fest zusammen, dass diese nicht von zwei Paar Pferde- oder Ochsengespannen, an beiden Enden angespannt, auseinandergezogen werden könnten. Aber wie stark sie auch aneinander befestigt sind, bleiben sie doch gleichzeitig zueinander beweglich und können unter abnormen Verhältnissen auch in ihren biegsamen Zusammenfügungen verschoben werden. Zwischen die einzelnen Wirbel sind federnde Zwischenwirbelscheiben, sogenannte *Bandscheiben,* eingefügt, bestehend aus einem äusseren festen Ring und einem weichen Zentrum, das sich bei Biegung der Wirbelsäule nach der entgegengesetzten Seite verschiebt. Bei unfreiwilligen starken Verschiebungen oder *«Subluxationen»* können

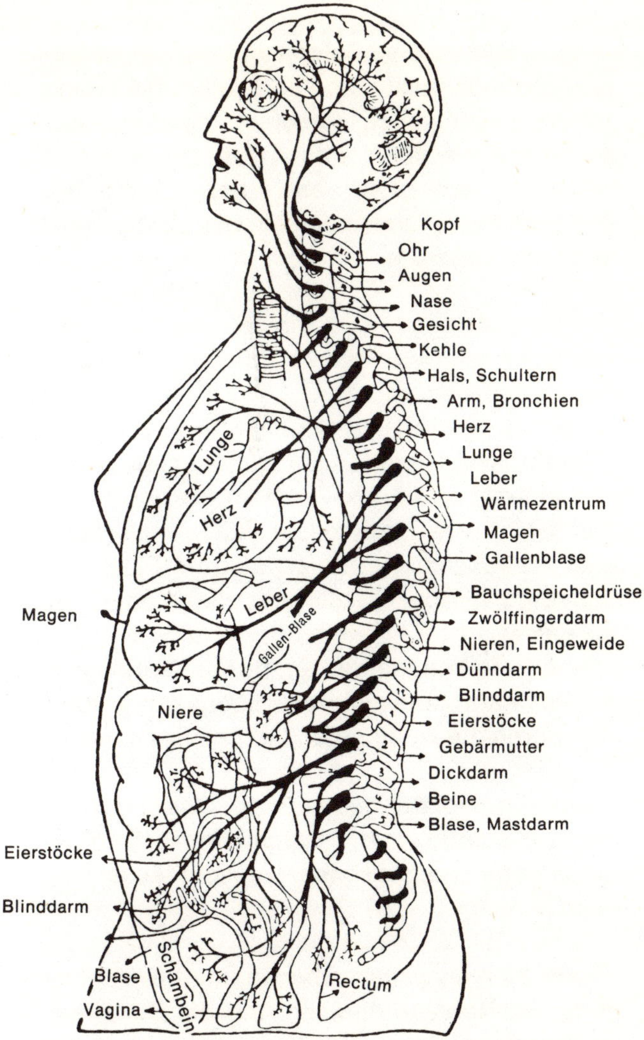

Wohin führen die aus der Wirbelsäule austretenden Nervenbündel? (Schematische Darstellung)

leicht unglückliche Folgen für den allgemeinen Gesundheitszustand entstehen. Man kann solche gewaltsamen Verschiebungen auf verschiedene Weise feststellen, teils mit Hilfe der Betastung, vor allem aber durch Röntgenbilder und durch besonders konstruierte empfindliche Apparate.

Das Nervensystem

kontrolliert, reguliert und überwacht direkt und indirekt alle Funktionen im Körper. Es ist das wichtigste, wertvollste, differenzierteste aller Gewebe und erneuert sich im Falle von Schädigung oder Zerstörung nicht oder nur teilweise.

Hunderte von Nervenzentren in Gehirn und Rückenmark kontrollieren, überwachen und regulieren die wichtigsten Lebensfunktionen:

Atmung, Herztätigkeit, Blutgefässe, Basen-Säure-Gleichgewicht, Drüsentätigkeit, Nahrungsaufnahme, Absonderung und Ausscheidung.

Das Nervensystem überwacht die Versorgung mit Nerven-Impulsen und die Blutzirkulation aller Organe und Körperteile als Kontroll-, Überwachungs- und Koordinations-System für *Bewusstsein, Sprache, Bewegung,*

Empfindung, Durchblutung, alle 5 Sinne, Stoffwechselvorgang sowie Hormon-, Mineralien- und Vitaminen-Haushalt. Alle Organ-Systeme sind dem Nervensystem unterstellt.

Im menschlichen Gehirn und Rückenmark wird mehr angerufen und verbunden als in der grössten Telephon- und Telegraphenstation der Welt.

Wir haben in unserem Gehirn nicht weniger als 500 Millionen oder eine halbe Milliarde von Nervenzellen, alle durch ein kompliziertes Netz haarfeiner Nervenleitungen, die nach Billionen gezählt werden können, untereinander verbunden.

Das Kabelsystem des Menschenkörpers

Wenn das Gehirn wieder zum Leben erwacht, wird auch der Körper belebt. Die Batterien des Gehirns, die sich während der Ruhe mit neuer Nervenkraft geladen haben, senden durch die Nervenbahnen lebengebende Impulse an die verschiedenen Organe des Körpers. Je nach dem Durchmesser der Nervenbahnen werden diese Impulse mit verschiedenen Geschwindigkeiten zu den Organen geleitet. Die Geschwindigkeit variiert zwischen *90 Meter* in der Sekunde bei einer Nervenbahn mit einem Durchmesser von einem *zehntausendstel* Millimeter und *0,2 Meter* in der Sekunde bei einer Nervenbahn mit einem Durchmesser von einem *tausendstel* Millimeter. Diese belebende Kraft, die es uns ermöglicht, Gedanken zu formen, mit allen unseren Sinnen zu empfinden, unsere Glieder zu bewegen und die Funktionen unserer Organe zu regulieren, wird vom Gehirn durch ein gewaltiges Nervenkabel, das *Rückenmark,* geleitet, das – bildlich gesprochen – mit unseren unterirdischen Telefonkabeln und ihren Bündeln verschiedenfarbiger Drähte verglichen werden kann. Die Anzahl dieser Nervenbahnen ist ungeheuer gross. Man hat nicht weniger als 17 000 solcher «Drähte» in einem einzigen Rückenmarkabschnitt gezählt.

Während sie vorher durch die Knochen des Schädels und der Wirbelsäule sehr gut geschützt waren, treten diese Nervenkabel jetzt paarweise aus dem Rückgrat heraus, und zwar durch kleine Öffnungen, die durch eine halbrunde Aussparung im oberen und eine ähnliche Aussparung im darunter liegenden Wirbel gebildet werden. Man zählt 31 Paare solcher feiner Kabel, ein Paar für jeden beweglichen Wirbel und ausserdem fünf Paare für das Kreuzbein und zwei Paare für die Schwanzwirbel.

Gefährliche Kurzschlüsse

Bei normaler Lage der Wirbel sind die Öffnungen genügend gross, um den von der Wirbelsäule austretenden Nervenkabeln Platz zu lassen sowie auch den mit dem Rückenmark in Verbindung stehenden Blut- und Lymphgefässen, die durch dieselben Öffnungen herauskommen. Eine heftige Bewegung jedoch, ein Stoss oder ein Sturz, können die Wirbel in ihrer gegenseitigen inneren Lage verändern.

Genaue Untersuchungen und die seit urdenklichen Zeiten gesammelten menschlichen Erfahrungen haben gezeigt, dass, wie klein auch diese Verschiebungen sind, sie doch weitgehende, ja sogar katastrophale Folgen hervorrufen können. Die von den betroffenen Nerven belebten Organe können erkranken und ihre Funktionsfähigkeit verlieren. Das ist dadurch bedingt, dass die erwähnten Aussparungen der einzelnen Wirbel nicht mehr einander entsprechen, sondern so verschoben sind, dass die Zwischenwirbellöcher kleiner und die Nervenbahnen eingeklemmt werden. Hierdurch entsteht, bildlich gesprochen, ein Kurzschluss zwischen den eingeklemmten Leitungen, was Schmerz hervorrufen kann in der Wirbelsäule selbst oder in den Extremitäten sowie Funktionsstörungen *in den Organen, die diese eingeklemmten Nervenleitungen normalerweise mit Nervenkraft oder Lebenskraft versehen. Als eine Folge der ver-*

minderten Zufuhr von Nervenkraft treten krankhafte Veränderungen in den Funktionen der verschiedenen Organe auf: in der Regulierung der Blutzufuhr, der Drüsenabsonderungen, im Stoffwechsel, in der Körpertemperatur, im Gefühl, in der Ausscheidung und Neutralisierung der Stoffwechselprodukte, Schlacken und Giftstoffe, im Wiederaufbauvermögen von Zellen- und Gewebesubstanz, im Reproduktionsvermögen der Zellen, im Druck- und Spannungsverhältnis der Flüssigkeiten, in der Empfänglichkeit für Infektionen usw. Mit anderen Worten:

Gestörte Nervenfunktion bedeutet eine Desorganisation der Tätigkeit der betreffenden Organe mit darauffolgender Schlaffheit, herabgesetzter Vitalität, krankhafter Veränderung und Empfänglichkeit für Bazillenangriffe.

Diese krankhaften Veränderungen mit darauffolgender Verminderung der Vitalität stehen in einem direkten Verhältnis zu den Wirbelverschiebungen. Die Verschiebungen ihrerseits stehen in einem direkten Verhältnis zur *Beweglichkeit* der Wirbel, so dass die Gefahr einer Verschiebung *(Subluxation,* welches Wort von *sub* = unter, und *luxation* = Aus- bzw. Verrenkung, gebildet ist) am grössten ist in den besonders beweglichen Halswirbeln, gegen das untere Ende der Wirbelsäule zu aber vermindert ist. Eine Ausnahme bilden, auf Grund der durch ihre Lage bedingten grösseren Beweglichkeit, die Wirbel der Taillengegend.

In der Regel ist die Gefahr für diese Verschiebungen am geringsten in den Wachstumsjahren, wenn das Knochengerüst noch nicht fertig entwickelt und deswegen plastischer, bildbarer und veränderungsfähiger ist, als später, wenn die Knochensubstanz immer härter wird, die Gelenke steifer werden und die Sehnen und Bänder ihre Dehnbarkeit verlieren. In den Wachstumsjahren sind die Austrittsöffnungen der Nervenkabel zwischen den Wirbeln, die Zwischenwirbellöcher, ausserdem verhältnismässig grösser als später.

Welche Folgen eine solche *Subluxation* oder Verschiebung der Lage zweier Wirbel bringen kann, sehen wir darin, dass z. B. eine Verschiebung des *vierten Halswirbels* so verschiedenartige krankhafte Symptome herbeiführen kann wie: *chronischen Nasenkatarrh, Taubheit, Entzündung im Schläfenknochen, vermindertes Sehvermögen und Schwellen der Halsdrüsen,* welche Symptome alle verschwinden, sobald der Wirbel in seine natürliche Lage zurückgebracht worden ist.

Die Krankheitssymptome wechseln je nach den verschiedenen Nervensträngen oder Nervenbündeln, die von den Verschiebungen in Mitleidenschaft gezogen worden sind. Daraus folgt, dass jeder Wirbel durch seine Lage im Verhältnis zu den Nervenkabeln bestimmte

Krankheitsgruppen beherrscht. Wenn man durch geeignete Methoden die innere gegenseitige Lage der Wirbel zueinander untersucht, kann man oft die gemeinsame Ursache einer grossen Anzahl von Krankheiten herausfinden und durch eine Richtigstellung der verschobenen Wirbel die in Frage kommenden Symptome zum Verschwinden bringen.

Es ist selbstverständlich, dass diese durch Wirbelverschiebungen entstandenen Störungen in den Funktionen der verschiedenen Organe eine Folge der veränderten Aufgaben sind, die die vertikal gestellte Wirbelsäule durch den *aufrechten Gang des Menschen* erhalten hat. Man kann deswegen behaupten, dass diese Störungen *die Tragödie des aufrechten Ganges* darstellen. Unsere vierbeinigen Verwandten unter den Wirbeltieren sind auf Grund der horizontalen Lage ihrer Wirbelsäule – und dank ihrer natürlicheren Lebensweise – besser davor geschützt.

Diese Tragödie kann aber auf ein Minimum reduziert, ja fast vollständig vermieden werden, da ihre tiefste Ursache eine *Lebensführungsfrage* und eine Frage der *mechanischen Regulierung* ist und bleibt.

Der grösste Triumph der antiken Heilkunst

Alles, was wir in den vorhergehenden Kapiteln über körperliche Störungen und Krankheiten, die durch Wirbelverschiebungen hervorgerufen sind, geschrieben haben, war schon im Altertum bekannt. Wir finden zahlreiche Zeugnisse dafür in alten Schriften und Steinreliefs an Denkmälern. Es war also eine alte, längst vergessene Wissenschaft und Behandlungsweise, die jetzt wieder ins Leben gerufen wurde.

Es ist bemerkenswert, wie deutlich der Vater der Medizin, der grosse *Hippokrates,* das grösste Arztgenie, das je gelebt hat, in seinen Schriften die krankhaften Zustände angibt, die teils durch Missbildungen des Rückgrats entstehen und teils dadurch, dass dessen Wirbel, wenn auch noch so wenig, aus ihrer normalen Lage verschoben werden. Diese Verschiebungen nennt er in seinem Werk *«Die Gelenke»* (auf Latein *«De articulis») «parathremata»,* ein Wort, das aus *para* = nahe, und *arathrema* = Gelenk, gebildet ist. Damit gibt er an, dass wir es hier nicht mit Verstauchungen oder *Luxationen* im gewöhnlichen Sinne zu tun haben, wobei die Gelenkflächen vollständig voneinander entfernt werden, sondern mit *Subluxationen* oder *«Nah-Verschiebungen».* Er sagt auch ausdrücklich im 47. Kapitel von den «Gelenken»: «Die Wirbel werden nicht viel verschoben, sondern nur ein wenig.» Er wiederholt mehrmals, so auch im 45. Kapitel, dass es *«notwendig sei, das Rückgrat gut kennenzulernen, weil viele Krankheiten vom Zustand des Rückgrats abhängig seien und deswegen eine solche Kenntnis für das Heilen vieler Krankheiten unumgänglich notwendig wäre».*

Der griechische Mediziner und Philosoph Dr. K. Ligeros sagt in einem Vortrag vor der medizinischen Gesellschaft in Athen am 30. November 1936 über Hippokrates:

«Hippokrates nimmt unter den Gelehrten des Altertums auf dem Gebiet der spinalen Mechanik den ersten Platz ein. Er mahnt in seinen Werken stets den praktizierenden Arzt, den strukturellen und anatomischen Bau des Rückgrats genau zu studieren. In seiner äusserst interessanten Abhandlung über die ‹Gelenke› gibt er uns einzigartige Proben seines gründlichen Wissens und seines feinen Beobachtungsvermögens auf diesem Gebiet, das er allem Anschein nach gründlich erforscht hat. Er zeigt sich hierdurch als ein Meister in der ‹Mechanik des menschlichen Körpers›. Nichts entgeht seinem Blick, und für alles hat er eine Erklärung. Er gibt den abnormen Zuständen und Missbildungen des Rückgrats Namen und beschreibt in ausgezeichneter Weise die Wirbelverschiebungen und ihre Folgen. Mit einer überraschenden Geschicklichkeit und Genauigkeit erwähnt er auch die geringsten vorkommenden Verschiebungen, die ‹*parathremata*› der verschiedenen Segmente des Rückgrats und gibt gleichzeitig eine genaue Analyse und detaillierte Beschreibung der Krankheitszustände, die diese Verschiebungen im menschlichen Körper verursachen.»

«In Wirklichkeit», setzt Dr. Ligeros fort, «gibt es in unseren Tagen viele, die behaupten, dass Hippokrates in diesen Dingen nicht nur ein einzigartiges Wissen hatte, sondern dass es überhaupt kein Gebiet in der Heilkunst gab, das er nicht kannte und dessen Erfahrungen er nicht in seine Krankheitsbehandlung einbezog.»

Im 47. Kapitel der «Gelenke» schreibt Hippokrates über seine Methode, das Rückgrat zu behandeln:

«Diese Kunst ist alt. Ich schätze diejenigen hoch, die sie als erste entdeckten, und nicht nur sie, sondern alle, die nach mir kommen und mit ihren Entdeckungen zu einer weiteren Entwicklung der natürlichen Kunst des Heilens beitragen werden. Nichts darf dem Auge und der Hand des geschickten und gewissenhaften Arztes entgehen, damit die verschobenen Wirbel des Patienten, wenn er auf die Behandlungsbank gelegt worden ist, ohne Schaden für ihn zurechtgerückt werden können ... Es kann kein Schaden entstehen, wenn die Behandlung nur richtig ausgeführt wird.»

Diese Behandlungen wurden im Altertum so

ausgeführt, dass während der Patient in horizontaler Lage auf einer für diesen Zweck besonders konstruierten Liegestätte an Kopf und Füssen in Strecklage angeschnallt war, der Arzt die verschobenen Wirbel behandelte. Von solchen Behandlungen sind viele Abbildungen bis in unsere Zeit gekommen, die teils in Steinreliefs, teils in Zeichnungen aufbewahrt sind.

Unter den krankhaften Zuständen, die von Wirbelverschiebungen verursacht sind, erwähnt Hippokrates besonders Entzündungen im Rachen und Kehlkopf, Atemnot, Dyspnoe, Asthma, Lungentuberkulose, Knochentuberkulose, Nieren- und Blasenentzündungen, unvollständige Entwicklung der Geschlechtsdrüsen, verspätete Pubertät, funktionelle Sexualstörungen, Nasen- und Halskatarrhe, Diphterie, Verstopfung, unfreiwilliges Wasserlassen und ebensolche Abführungen, Krampfadern, Brüche, Missbildungen im Knochenbau usw.

Hippokrates wurde im Jahre 460 vor Christus geboren und soll 110 Jahre alt geworden sein. Es wird von ihm erzählt, dass er *«als grundlegendes Studium in der Heilkunde empfahl, den lebenden Menschen genau zu beobachten, – und auch die Weise, in welcher sich seine Körperfunktionen in gesunden Tagen gestalten».*

Die Gesundheit war demnach der Massstab, nach welchem die Krankheiten erfasst und beurteilt werden sollten. Wenn es galt, Krankheiten zu behandeln, richtete Hippokrates seine Aufmerksamkeit *«viel mehr auf den allgemeinen Zustand als auf das leidende Organ».* – *Er war der Meinung, dass alle Krankheiten konstitutionell wären, d. h. dass sie den ganzen Körper erfassten und deshalb dadurch geheilt werden sollten, dass der allgemeine Zustand mit dienlichen Mitteln gebessert würde. Hier war es die Natur und ihre heilende Kraft, «Vis medicatrix naturae», die das Werk vollbrachte und die Gesundheit wiederherstellte. Alles, was die Ärzte tun konnten, war, die Hindernisse wegzuschaffen, die dieser Kraft im Wege standen.*

Sein Buch über die Gelenke, *«De articulis»*, ist seit über 1700 Jahren bekannt und in all den Jahren auch studiert worden; sein Sinn wurde jedoch erst in unseren Tagen verstanden.

Alle Zeichen deuten darauf hin, das die *hippokratische Rückgratbehandlung* im Altertum gut bekannt war und dass sie als Behandlungsmethode allgemein durchgeführt wurde während der 500 Jahre, die das hippokratische Zeitalter von dem des *Galenos* trennte. Nächst Hippokrates ist nämlich *Claudios Galenos* – auch er ein Grieche, wenn auch mehr bekannt unter dem lateinischen Namen *Galenus* – der grösste Name des Altertums auf dem Gebiet der Heilkunde. Aber nach seinem Tod geriet diese Behandlungsmethode in Vergessenheit.

Galenus wurde gemäss unserer Zeitrechnung im Jahre 130 nach Christus in der Stadt *Pergamon* in Kleinasien geboren. Sein Einfluss erstreckte sich unbestritten auf über 1300 Jahre, von der Mitte des 2. Jahrhunderts bis zur Mitte des 15. Jahrhunderts, während welcher Zeit er als die unfehlbare Autorität der Medizin angesehen wurde. Er war in Hippokrates' Schriften gut bewandert und wendete dessen Rückgrat-Technik in seiner grossen Arztpraxis an. Er war Leibarzt der Kaiser und der reichen römischen Patrizier.

Dass Galenus die hippokratische Rückgratbehandlung gut kannte, geht aus folgender Beschreibung eines interessanten Falles von Wirbelverschiebung in seinem Werk *«De locis affectis»,* Liber 1, Kap. VI, hervor:

Ein bekannter römischer Philosoph (Sophist), hatte das Gefühl in den drei letzten Fingern der linken Hand, d. h. Mittel-, Ring- und kleinem Finger, verloren, konnte sie jedoch bewegen. Die zugezogenen Ärzte hatten alle lokal, mit Umschlägen und Medikamenten, behandelt (wie es viele Ärzte in ähnlichen Fällen auch heutzutage noch tun würden). Als der Zustand unverändert blieb, wandte sich der Mann schliesslich an den grossen Galenus. Dieser fragte ihn zunächst, ob er in irgendeiner Weise den Fingern geschadet oder sie etwa starker Kälte oder Wärme ausgesetzt hätte, bekam aber eine verneinende Antwort. Damit war Galenus sich klar über die Ursache. Seine nächste Frage lautete, ob der Mann gefallen wäre und seinen Rücken irgendwie verletzt hätte. Dieser erzählte dann, dass er während einer Reise nach Rom aus dem Wagen geschleudert worden sei und dabei seinen Rücken aufgeschlagen habe. Er erinnerte sich jetzt auch daran, dass die Symptome in den Fingern gleich danach aufgetreten wären.

«Ich zog daraus den Schluss», sagt Galenus, *«dass eine tiefliegende Stelle bei dem Nervenpaar, das vom siebten Halswirbel herausläuft, geschädigt sein musste ... Die Nerven, die direkt zu den drei letzten Fingern der Hände leiten, laufen nämlich als Bündel zusammengepresst (Nervenkabel) vom siebten Halswirbel des Rückgrats aus. Demzufolge bat ich den Patienten, gleich die Umschläge von der Hand zu entfernen, und behandelte stattdessen den Teil des Rückgrats, wo der Fehler sass und wo die Ursache zu der Gefühllosigkeit in den Fingern zu suchen war.»*

Das Resultat liess auch nicht lange auf sich warten. Sobald der Wirbel in seine richtige Lage gebracht worden war, kehrte sofort das Gefühl in die Finger zurück.

«Auf diese Weise erreichte ich», schliesst Galenus seinen Bericht, «durch eine einfache Behandlung des Rückgrats das überraschende und wunderbare Resultat, dass das Gefühl in die kranken Finger zurückkehrte, trotzdem ich den Rücken und nicht die Finger behandelte.»

Diese staunenerweckende Beschreibung, die den Anstoss zu einer neuen Wissenschaft hätte geben sollen und die im Laufe der Jahrhunderte Millionen von Patienten von ihren Leiden befreit hätte, ist von Ärzten, Philosophen und anderen Gelehrten im Laufe von 17 Jahrhunderten, d. h. vom Sturze des Römerreichs bis in unsere Tage, gelesen und studiert worden, *ohne zu irgendeiner Massnahme zu führen.* Mit dem Untergang der antiken Bildung verschwand die Rückgratbehandlung aus der Heilkunde. Sie erstand erst wieder 1700 Jahre nach dem Tode des Galenus – charakteristisch genug in der vorurteilsfreieren «Neuen Welt» – zum grossen Entsetzen der Ärzteschaft, die in traditioneller Weise auch dieser vieltausendjährigen Methode mit Unwillen, Hass und Verfolgung begegnete. Die Wiederentdeckung wurde, wie in andern Fällen, nicht von einem berufsmässig ausgebildeten, diplomierten Mitglied der privilegierten Ärzteschaft gemacht, sondern von einem Laien, der in der Stadt *Davenport* im Staate *Iowa* in Nordamerika wohnte. Es war im Jahre 1895 – welches damit zu einem Gedenkjahr in der Geschichte der medizinischen Forschung wurde. Wie die meisten anderen grossen Entdeckungen, hatte jedoch auch sie ihre Vorgeschichte.

Vieles deutet darauf hin, dass die grosse Entdeckung in Darwins und Huxleys Jahrhundert unter allen Umständen gemacht worden wäre. Jedenfalls war man ihr in der Alten Welt schon auf der Spur. So veröffentlichte z. B. der schottische Arzt *Dr. Kirk* im Jahre 1882 in *Edinburgh* ein Werk *«Hygieia»*, worin es unter anderem heisst:

«Bei Schmerzen im Fuss konzentriert man in der Regel die Behandlung auf die kranke Stelle. Und doch liegt allzuoft die Ursache des Schmerzes nicht im Fuss, sondern im Rücken. Um den Schmerz zum Verschwinden zu bringen, sollte deswegen der Rücken behandelt werden.»

«Ebenso deutet Schmerz in der Hand nicht immer auf einen Schaden in der Hand hin oder darauf, dass die Hände irgendwie die Schmerzen verursachen. Oft zeigt es sich, dass ein Nervenstamm die Ursache ist, der irgendwo eingeklemmt wurde. Dasselbe kann gesagt werden von den Halswirbeln und anderen Teilen des Körpers. Alle Organe im Körper sind von der richtigen Funktion der Nerven abhängig.»

In diesen Worten erkennt man Hippokrates' und Galenus' Gedanken wieder. Es ist anzunehmen, dass Dr. Kirk sein Wissen aus ihren Schriften geschöpft hat.

Eine wiedererstandene Wissenschaft

In der belletristischen Hauptstadt des alten Galliens hatte man inzwischen schon begonnen, von der Theorie zur Praxis überzugehen. In den 1890er Jahren gab es in Paris eine Vereinigung, welche sich die *«Jünger Äskulaps»* nannte und die Behandlungen des Rückgrats sowohl lehrte als auch praktizierte. Ein bekannter Forschungsreisender, Verfasser und Redner, *Mr. W. J. Colville,* erzählte von ihnen folgendes:

«Während meines Besuches in Paris im Jahre 1895 wurde ich mit den Mitgliedern einer Gesellschaft, die sich Jünger Äskulaps nannten, zusammengeführt. Sie bedienten sich alter, heilbringender Methoden und konnten Resultate aufweisen, die im höchsten Grade erstaunlich waren. Sie erweckten in mir ein brennendes Verlangen, mehr über dieses wunderbare System zu erfahren, das einen schwerleidenden Krüppel in einen vollkommen normalen, lebenstauglichen und glücklichen Jungen verwandeln konnte.»

«Ich war nämlich während dieses meines Besuches Zeuge davon, wie man einen 13-jährigen Jungen behandelte, der mit zwei Jahren gefallen war und dabei den Rücken so schwer geschädigt hatte, dass er von allen herangezogenen Ärzten und Chirurgen zu chronischer Invalidität verurteilt worden war.

Seine wohlsituierten Eltern waren durch die ganze Welt mit ihm gereist, um Heilung zu suchen, aber alle ihre Bemühungen waren vergebens. Schliesslich hatten sie von obengenannter Gesellschaft in Paris gehört und nach beharrlichen Bitten war es ihnen gelungen, zwei Mitglieder der Gesellschaft zu bewegen, den Sohn in Behandlung zu nehmen. Diese wurde so ausgeführt, dass der Junge auf eine für diesen Zweck hergerichtete Liegestätte auf den Bauch gelegt wurde, wobei der eine von den jungen Männern, nachdem er das Rückgrat des Jungen genau untersucht hatte, seine Hände quer über eine gewisse Stelle des Rückgrats legte und mit den Fingern der anderen Hand die Wirbel in einer besonderen Weise behandelte. Ich hörte manchmal ein schwaches Klicken, einen Laut, wie wenn eine Türe leise ins Schloss einschnappt und wurde zum ersten Male in eine für mich ganz neue Krankheitsbehandlung und deren Terminologie eingeweiht. Zwei Jahre später, beim Jubiläum der Königin Viktoria in London, sah ich den selben Jungen wieder. Alle Spuren seiner Krankheit und die Missbildung des Rückgrats waren verschwunden und ich muss sagen, dass ich selten einen 15jährigen Jungen mit einer besseren Haltung und einem gesünderen Aussehen gesehen habe.»

Der Fall ist einzig und wirkt wie die Morgenröte eines neuen Tages in der Geschichte der Krankheitsbehandlung. Es gelang dieser Gesellschaft nicht, Hippokrates' und Galenus' edler Kunst wieder die Stellung in der Medizin zu verschaffen, die ihr auf Grund ihrer Tradition und ihrer epochemachenden unbestreitbaren Erfolge zukam. Leider nannte sich die Gesellschaft «geheim» und betrachtete wahrscheinlich die Rückgratbehandlung als einen Teil eines vielleicht allzu «esoterischen», nur den Eingeweihten vorbehaltenen «Programms», um ihre Arbeit und ihre Ziele nicht durch einen resultatlosen Kampf gegen allgemeine Vorurteile zu gefährden. Kurzum, man zog es vor, die Arbeit im Verborgenen und im kleinen geschlossenen Kreis weiterzuführen.

Unter diesen Umständen war es dem «gelobten Land der Reklame und Neuigkeiten», Amerika, vorbehalten, die uralte Kunst wieder zu erwecken und zum Sieg zu führen.

In *Colvilles* Stadt *Davenport* in Iowa lebte um 1860 ein Arzt, *Dr. Jim Atkinson,* der wohlvertraut war mit der Rolle, welche die Einrenkung des Rückgrats in der Krankheitsbehandlung des Altertums spielte. Er war nicht bei der Antike stehen geblieben, sondern hatte weiter geforscht und herausgefunden, dass die Rückgratbehandlung schon den Ägyptern vor 3000 Jahren bekannt war und von ihnen angewendet wurde. Aber als es galt, von der Theorie zur Praxis überzugehen, gelang es Dr. Atkinson nicht, die richtige

Methode zu finden. Die Kenntnis darum hatten die grossen Ärzte des Altertums mit ins Grab genommen. Die Rückgratbehandlung verlangt anscheinend eine gewisse Technik, einen bestimmten Handgriff, der nicht beschrieben werden kann, sondern erst in der Praxis erlernt und geübt werden muss. Es war deswegen klar, dass diese Kunst, um wieder erstehen zu können, bei ihrem Wiederentdecker und Erneuerer angeborene Voraussetzungen verlangte. Hand und Finger haben nämlich auch ihre eigene Intelligenz.

Das Schicksal wollte es, dass alle diese Eigenschaften, die notwendig waren für die Entdeckung und Wiedererweckung der wirksamsten und vornehmsten Krankheitsbehandlung des Altertums, in einem praktischen Genie, dem Spezereihändler *D. D. Palmer von Davenport in Iowa,* vereint waren. Dieser wurde 1845, einige englische Meilen östlich der Stadt *Toronto,* geboren.

Palmer wuchs auf dem Lande auf, unter besonders einfachen und gesunden Verhältnissen, in einer Zeit, da die Kost noch ziemlich unverdorben durch die moderne Lebensmittel-Industrie war und wo solche Luxusartikel, wie Kaffee, weisser Zucker und Weissbrot, zu den Seltenheiten gehörten. Von seinen Voreltern hatte er einen kräftigen Körper mit gesunden und starken Organen geerbt und das Beste von allem: *einen gesunden Bauernverstand.*

Zur Medizin und Heilkunst fühlte sich der junge Palmer wohl sehr hingezogen, die Umstände zwangen ihn aber, Spezereihändler zu werden.

Neben seinem Beruf widmete er sich ganz der Kunst des Heilens. Der Magnetismus war in dieser Zeit neu entdeckt worden und sehr in Mode. Man hatte herausgefunden, dass gewisse Personen magnetische Eigenschaften besassen, mit deren Hilfe sie durch Handauflegung, persönliche Anwesenheit oder Gedankenkonzentration die Leiden ihrer Mitmenschen lindern konnten. Palmer entdeckte, dass er zu diesen Auserwählten gehörte.

Sein Interesse an der Heilkunst brachte ihn in Kontakt mit dem vorher erwähnten Dr. Jim Atkinson, der ihm unter anderem von den Methoden der Antike, gewisse Krankheiten mit Hilfe der Rückgratbehandlung zu heilen, erzählte. Diese Behandlungsart sagte dem praktischen Sinn von Palmer sehr zu. Er hatte schon während seiner Versuche mit «Healing» herausgefunden, dass er in seinen Händen zwei dienliche und geschickte Werkzeuge hatte. Anscheinend war er zum Osteopathen oder «Bonesetter» geboren, d. h. er gehörte zu den Menschen, die eine angeborene Fähigkeit haben, mit Hilfe des Gefühls in den Fingern Knochenschäden aufzuspüren und sie zu berichtigen. Dr. Atkinsons Worte gingen Palmer nie mehr aus dem Kopf. Er fing an, das Rückgrat bei den Kranken, die zu ihm kamen, um Rat und Hilfe zu suchen, abzutasten und konnte dabei oft deutliche Verschiebungen in der gegenseitigen inneren Lage der Wirbel spüren, die er dadurch zu berichtigen versuchte, dass er dem verschobenen Wirbel einen kurzen Ruck gab. Dabei konnte er oft hören, wie dieser mit einem schwachen Laut wieder in seine richtige Lage zurückging, wobei die Krankheitssymptome entweder gleich oder nach einigen weiteren Behandlungen verschwanden. In fast allen Fällen erreichte Palmer sichtbare Gesundheitsresultate. Er entwickelte die Methode weiter und legte in dieser Weise den Grund zu einer besonderen Technik der Rückgratbehandlung, zu der seine Vorgänger sich in den Schriften der Alten nicht hindurchzulesen vermocht hatten und für deren Entdeckung und Entwicklung sie wohl auch nicht die notwendige Voraussetzung besassen. Palmer war demgemäss ein Bahnbrecher und Neuschöpfer. Dass er seines Einsatzes genau bewusst war, zeigt folgender Auszug aus dem Kapitel «Die Behandlungsmethoden des Chiropraktors» in seinem grossen Werk «Die Wissenschaft, Kunst und Philosophie der Chiropraktik».

«Die grundlegenden Methoden der Rückgrats-Berichtigung und die Prinzipien, die aus ihrer wissenschaftlichen Entwicklung, der Chiropraktik, entsprungen sind, sind nicht neu. Sie sind im Gegenteil ebenso alt wie die menschlichen Wirbel selbst. Ich habe sowohl in meinen Vorträgen wie in meinen Schriften ausdrücklich erklärt, dass ich gar nicht der erste bin, der verschobene = subluxierte Wirbel berichtigt hat, da diese Kunst vor Tausenden von Jahren praktiziert wurde. Schon die alten Ägypter kannten sie. Aber worauf ich bestehe, ist, *dass ich der erste in moderner Zeit bin, der sich beim Einrenken der Dornfortsätze der Wirbel bedient hat, sowohl der vertikalen wie der transversalen, um mit ihnen als Hebel und mit Hilfe eines schnellen, kräftigen Rucks die Wirbel in ihre ursprüngliche Lage zurückzubringen, und dass ich, davon ausgehend, den Grund zu einer neuen Technik, einer neuen Kunst und einer neuen Wissenschaft gelegt habe, die die Krankheitsbehandlung revolutionieren wird.»*

Palmer war sich also sowohl der uralten Ahnen der Chiropraktik, wie der Rolle, die er als Wiederentdecker und Neuschaffer in unserer Zeit spielte, vollkommen bewusst.

Die Beweise dafür, dass er auf dem rechten Wege war, häuften sich jetzt. Eines der ersten bedeutendsten Resultate seiner Behandlung, das ihn seiner Entdeckung und seiner Mission auf dem Gebiet der Heilkunde erst sicher machte, erreichte er durch eine Behandlung des Hauswartes Harvey Lillard. Dieser hatte, siebzehn Jahre früher, ganz plötzlich sein Gehör verloren, als er ein schweres Gewicht auf seine Schultern heben wollte. Dabei hatte er wie einen Knacks im Rückgrat vernommen, und im selben Augenblick war das Gehör verschwunden. Palmer gab dem stocktauben Mann ein Zeichen, die Kleider auszuziehen und untersuchte danach mit seinen feinfühligen, wohlgeübten Fingern die Lagen der Halswirbel. Ganz richtig, einen von ihnen fand er aus seiner Lage gebracht. Palmer fasste den Dornfortsatz und gab ihm einen kurzen Ruck. Es gab einen Knacks im Rückgrat. Der Mann stand verdutzt auf. Sein ganzes Gesicht drückte das grösste Erstaunen aus. Er guckte sich um und fing an zu horchen. Eine Welt, die seit siebzehn Jahren für ihn tot war, seit dem Moment, als er diese Last hob, hatte ihm plötzlich wieder ihre Tür geöffnet. Er hörte das Ticken der Wanduhr und tausend andere Laute, die er längst vergessen hatte, und das Schönste von allem – er konnte seine eigene und Palmers Stimme hören! Ein grosses Wunder war geschehen! Der Mann umarmte seinen Wohltäter und ging freudestrahlend in eine neue Welt hinaus, in eine Welt voll von Wundern, von Stimmen, Vogelgezwitscher und Musik ... Wir können gut verstehen, was dies für einen Menschen bedeutete, der, bildlich gesprochen, siebzehn Jahre in einem Gefängnis hinter dicken unsichtbaren Mauern eingeschlossen gewesen war, wohin kein Laut, keine menschliche Stimme und kein Ton einzudringen vermocht hatte.

Als Lillard weggegangen war, stand Palmer lange schweigend, in tiefen Gedanken versunken. Darauf nahm er seinen Hut und Rock und ging geradewegs zu seinem Freund, dem *Pfarrer S. H. Weed,* von dem er wusste, dass er in der griechischen Sprache wohl bewandert war. Die alten Griechen waren ja gerade in dieser Kunst Meister gewesen. Jetzt brauchte er ein griechisches Wort, einen Namen für die wiederentdeckte und wiedererstandene Kunst. Der Name musste griechisch sein, den alten Meistern zu Ehren.

Palmer erzählte dem Pfarrer von dem grossen Wunder, das mit H. Lillard geschehen war, und bat ihn um Hilfe, einen griechischen Namen für seine Heilkunst zu finden. Der Pfarrer schlug das Wort *«Chiro-Praktik»* vor, als eine geeignete Zusammensetzung der beiden griechischen Wörter «Cheir» = Hand, und «Praxis» = Wirksamkeit, Übung, Praktik. Chiropraktik bedeutet also dasselbe wie das lateinische Wort Manipulation oder eine Bewegung, die mit der Hand ausgeführt wird.

Auf diese Weise wurde eine resultatreiche und segenbringende Methode der Heilkunde des Altertums wiedergeboren, nachdem sie über 1700 Jahre vergessen und begraben in den Schriften der Alten geruht hatte. Weil D. Palmer diese Grosstat vollbrachte, wird er zu allen Zeiten als einer der grössten Wohltäter der Menschheit geehrt werden.

Die Chiropraktik zog jetzt von der Heimatstadt von D. D. Palmer, Davenport, auf einen Siegeszug aus, der in der Geschichte der Heilkunst kein Gegenstück hat. Von diesem Vordringen und den erstaunlichen Resultaten, die er überall zeitigte, werden wir im nächsten Kapitel erzählen.

Die moderne Rückgratpflege

In London war es, wo ich zuerst mit der Chiropraktik in Berührung kam.

Jeden Morgen sah ich einen kräftig gebauten jungen Mann vorbeihumpeln, tief vornübergeneigt und auf zwei Stöcke gestützt.

Er sah leidend aus. Das Gehen schien ihm unerhörte Anstrengung zu verursachen. Drehte er sich einmal um, so war sein Gesicht von Schmerzen verzerrt. Aber er war deutlich mit der englischen Buldoggenenergie im Übermass begabt. Trotzdem ihm der Schweiss von der Stirn rann, und er fortwährend stehen bleiben musste, um ihn fortzuwischen, liess er doch keinen Morgenspaziergang aus, wie schlecht das Wetter auch sein mochte. Er war anscheinend entschlossen, gesund zu werden. Den ganzen Winter hindurch sah ich diesen Mann zur gleichen Stunde den gleichen Weg sich vorwärtsschleppen. Wie ein Schatten erschien er mir in den Novembernebeln.

Der Frühling kam. Ich war ein paar Monate verreist gewesen und wunderte mich bei meiner Rückkehr über sein viel schlechteres Aussehen. Eines Tages hielt ich ihn an, grüsste und tauschte die üblichen Phrasen mit ihm über das Wetter. Dies war der Anfang unserer Bekanntschaft. Er erzählte mir seine Leidensgeschichte.

Der Vater war Farmer. Von ihm hatte er einen einzigartig gesunden und starken Körper geerbt. Da er viele Geschwister hatte, musste er sich eine Stelle als Kontorist in der Grossstadt suchen. Es war schwer, das Land zu verlassen. Das Fussballspiel wurde sein grösstes Vergnügen. Er war ein guter Stürmer und nahm als solcher eifrig an allen grösseren Wettspielen teil. Aber dann wurde er eines Tages niedergestossen, fiel unglücklich und wurde bewusstlos vom Platz getragen. Es war eine ernste Sache. Drei Wochen lag er im Krankenhaus. Als er endlich aus dem Bett kam, konnte er nicht auf den Beinen stehen, sondern musste Krücken benutzen. Diese hatte er nun gegen Stöcke vertauscht. Aber es wollte nicht besser werden.

Ständig litt er unter schwerer Migräne, und die Füsse waren wie gelähmt. Auch der Magen hatte angefangen zu streiken. Der Appetit war fort. Er wurde zusehends schwächer. Obendrein litt er noch an ständiger Schlaflosigkeit. Ich riet ihm, die Kost zu ändern, aber ich erfuhr niemals das Ergebnis davon.

Eines Tages war er verschwunden. Ich befürchtete das Schlimmste.

Zehn Tage später – es war ein sonniger Sonntagmorgen im August – hörte ich ein ungewöhnlich kräftiges Klopfen an meiner Türe. Ich vermutete, es sei der Depeschenbote und ging, um zu öffnen. Vor mir stand ein junger Mann, aufrecht und stramm, mit strahlenden Augen und einem geheimnisvollen Lächeln im sonnverbrannten Gesicht! Ich stutzte!

«Was in aller Welt», sagte ich, «sind Sie es, Jim? ... Und ohne Stöcke! ... Sie sehen ja vollständig gesund aus! – Wie ist *das* zugegangen? Treten Sie ein und setzen Sie sich.»

Der junge Mann drückte warm meine Hand, trat flink und unbehindert ein und setzte sich in einen der zwei bequemen englischen Stühle – easy chairs –, die noch in meinem Arbeitszimmer stehen. Wie oft habe ich an Jim gedacht, wenn ich sie sah! Hier sass er nun eines Tages, der frühere Krüppel, vollständig wiederhergestellt nach einem ganzen Jahr schweren Leidens – ein Bild der Gesundheit, Zukunftshoffnung und Lebensfreude. Und diese ganze Verwandlung war in nur *zehn Tagen* geschehen!

«Ja sehen Sie, das war so. Vater schickte mir Reisegeld für einen vierzehntägigen Aufenthalt an der Südküste», begann Jim seine Erklärung. «Ich reiste nach Brighton. Eines Tages traf ich einen Mann am Strand, der mich eingehend musterte. Tag für Tag trafen wir uns an genau derselben Stelle. Am vierten Tag wurden wir bekannt und unterhielten uns. Er fragte mich aus, klopfte dann lächelnd auf meine Schulter und sagte: «Keine Sorge, alter Junge! Komm mit mir nach Hause und wir werden gleich diese Geschichte da klären!» –

Ich glaubte, dass er von meinem Bericht einiges mehr wissen wollte, und folgte ihm in sein Hotel. In seinem Zimmer bat er mich jedoch, Jacke und Hemd auszuziehen. Dann legte er mich auf sein Bett, mit dem Gesicht nach unten, die Arme lose herunterhängend.

«Ei, ei, Sie haben aber wirklich Ihren Rükken in Unordnung gebracht», sagte er, während seine Finger das Rückgrat abtasteten. «Hier sind ein, zwei . . drei . . . vier Wirbelknochen, die aus ihrer Lage gekommen sind. Liegen Sie jetzt nur ganz schlapp und still.» Darauf tat er einen kräftigen Zug an einem Wirbel und gab ihm einen Ruck . . . dann einen anderen . . . und dann einen dritten. Das knackte im Rücken . . . erst ein paarmal im Hals und dann in den Lendenwirbeln. Alles war in etwa zehn Minuten erledigt.

«Jetzt stehen Sie auf», sagte er. Ich erhob mich vorsichtig, etwas wirr im Kopf, und wollte gerade nach meinen Stöcken greifen, als ich merkte, dass sie verschwunden waren.

«Was wollen Sie mit den Stöcken?» sagte

mein Gastgeber lachend. «Sie können ja aufrecht stehen und Sie können auch ohne die geringsten Beschwerden gehen.» – Nun fing es erst richtig an, sich in meinem Kopf zu drehen. Ich stand wirklich aufrecht und – *ich konnte gehen!* Aufrecht ging ich zu meinem neugewonnenen Freund und Wohltäter und reichte ihm ungeschickt und verlegen die Hand. Was sollte ich sagen! Es war nicht so leicht, sich im Handumdrehen gesund zu glauben, nachdem man ein ganzes Jahr wie ein Krüppel herumgegangen war. Aber die Schmerzen waren fort, die Kopfschmerzen verschwunden und meine Glieder frei, als ob jemand schwere Ketten von meinen Füssen genommen hätte. Ich tat ein paar tiefe Atemzüge, als ob ich plötzlich von einem schweren Alpdrücken befreit wäre. Gottlob, dass alles Wirklichkeit war *und kein Traum!*

Eine ganze Woche behandelte er mich. Wir nahmen zusammen Sonnenbäder, machten lange Spaziergänge, liefen am Strand entlang und tanzten abends. Ich telegrafierte nach Hause an Vater und an meinen Arbeitgeber, dass ich am Montagmorgen wie gewöhnlich an der Arbeit sein würde. Sonnabend reiste ich zurück, und hier bin ich nun.»

Hiermit schloss mein Freund seinen Bericht. Ich war um eine grosse Erfahrung reicher. Auf diese dramatische Weise kam ich mit der Chiropraktik in Berührung.

Klar war, dass ich unverzüglich den Wundertäter und Zauberkünstler aufsuchte – zuerst in Brighton und dann zu Hause in seiner Wohnung in London. Er hatte seine Praxis in einer Erdgeschosswohnung an der modernen Regent-Street und schien einer der meistaufgesuchten Chiropraktiker Londons zu sein. Die Wände in seinem Wartezimmer waren bedeckt mit Fotografien hervorragender Politiker, Künstler, Sänger, Maler, Schauspieler, Filmhelden, Geschäftsleute, Ingenieure und bekannter Sportsmänner und Zirkusartisten, mit Dedikationen, die von wunderbarer Rettung aus schweren Leiden und Schmerzen sprachen.

Während eines ganzen Winters besuchte ich diesen geborenen Meister in Hippokrates' und Galenus' edler Kunst. Ich war sein Gast und Assistent fast jede Woche – zu Anfang täglich. Er liess mich in seinem Operationsraum sitzen, in weissen Arztmantel gekleidet, an allen Fällen teilnehmen, jeder Behandlung Tag für Tag folgen, in den geringsten Einzelheiten die Journale durchsehen, die Erfolge studieren, statistische Berechnungen machen.

So lernte ich eine wahrhaft wunderbare Kunst, die in den meisten Fällen ein positives Heilungsergebnis erzielt, kennen.

Diese aussergewöhnlichen Erfolge finden ihre volle Erklärung in zwei Umständen:

1. in der einzigartigen Wirkung der chiropraktischen Methoden;

2. im unmittelbaren Ausschliessen aller Krankheitsfälle, die nicht auf Wirbelverschiebung zurückgeführt werden können.

Durch das Ausscheiden aller dieser nicht in Frage kommenden Fälle beschränkt sich der Chiropraktiker ausschliesslich auf seinen eigenen Bereich, in dem er Meister ist.

Es gibt in der Heilkunde wohl keine helfende und heilende Kunst, die sicherer, segensreicher ist als die Chiropraktik.

Man muss in höchstem Masse verblendet, voll von Vorurteilen und ein eingefleischter Dogmatiker sein, wenn man dies nicht sieht und anerkennt.

Die Natur selbst vollführt chiropraktische Wunder vor unseren Augen.

Aus meinem Aufenthalt in London erinnere ich mich einer 68-jährigen blinden Dame, Mrs. Jane Nicholson, die ihr Augenlicht ganz plötzlich nach einem Fall im Alter von dreissig Jahren verloren hatte. Achtunddreissig Jahre später geht sie, gestützt auf den Arm ihrer Schwiegertochter, die Treppe zur unterirdischen Station Edgeware hinunter. Es hatte stark geregnet und die Treppen waren schlüpfrig von nassen Schuhen. Die beiden

Damen glitten aus und stürzten die Treppe hinunter. Mrs. Nicholson stiess dabei den Kopf gegen die Wand, aber glücklicherweise so, dass der Wirbel, der vor 38 Jahren verschoben worden war und die Blindheit verursacht hatte, nun durch den Fall und den Stoss wieder in seine richtige Lage versetzt wurde. Dadurch wurde der eingeklemmte Nerv frei. Einige Tage später kehrte das Augenlicht zurück. Es begann vor den blinden Augen «schwarz» zu werden, und aus dem Dunkel traten dann ganz allmählich die Bilder hervor.

Der Fall wurde damals in der ganzen Weltpresse besprochen! Fast gleichzeitig ereignete es sich, dass eine andere Engländerin, *Miss Ivy Dawson,* eine Treppe hinunterstürzte und im Verlaufe von drei Tagen erblindete. Die Ärzte konstatierten unheilbare Blindheit. Fünf Jahre später brachte ein guter Freund sie zu einem Chiropraktor, der fand, dass drei Rückenwirbel sich verschoben hatten, was indirekt auf den Augennerv einwirkte. Nach einer Behandlung von einigen Tagen erhielt sie das Augenlicht wieder. Aber sie hätte es sofort wiedererhalten können, wenn nur die Ärzte sich auf die Chiropraktik verstanden hätten.

Wirbelverschiebungen sind heute äusserst häufig und beruhen auf drei Ursachen: *der zivilisierten Kost; falscher Pflege des Rückens im Säuglingsalter und dem einförmigen, mechanisierten Leben der Gegenwart.*

Dies hat zu einem Rückgratzerfall geführt, der ebenso gross ist wie der Zahnzerfall und der Zerfall der Organe in der Bauchhöhle: *gesunkener Magensack, Zwölffingerdarm, quergehender Kolon* (Dickdarm), *Ileum* (unterste Schlinge des Dünndarms) und *Sigmoid* (unterste Schlinge des Dickdarms).

Nach den von dem dänischen *Gymnastik-Inspektor K. A. Knudsen* gemachten und vom Ärztekorps allgemein anerkannten Untersuchungen der Rücken einer grossen Anzahl Schüler der Volksschulen, Seminare, Universitäten und anderer Institute in Dänemark, Schweden, Norwegen, Deutschland, Österreich, England und Belgien hatte folgender Prozentsatz Rückenfehler:

Dänemark	von	42 343	Untersuchten	49 %
Schweden	von	472	Untersuchten	45 %
Deutschland	von	721	Untersuchten	44 %
Norwegen	von	1 452	Untersuchten	50 %
Österreich	von	720	Untersuchten	46 %
Ungarn	von	428	Untersuchten	45 %
England	von	2 068	Untersuchten	41 %
Belgien	von	2 294	Untersuchten	46 %

Von den nordischen Ländern hatte Schweden die geringste Anzahl fehlerhafter Rücken – wahrscheinlich dank der Lingschen Schulgymnastik – und von den anderen Ländern

England, dank dem Sport, der in diesem Lande bei der ganzen Bevölkerung vom frühesten Alter an am meisten entwickelt ist.

Besonders interessant sind die Ergebnisse derjenigen Untersuchungen, die auf dem nordischen Gymnastik- und Sportfest in Ollerup vom 20. bis 28. Juli 1935 gemacht wurden und die darauf zu deuten scheinen, dass Sport und Gymnastik allein nicht dem Rückgratzerfall entgegenzuwirken vermögen, sondern dass dieser tiefergreifende Ursachen hat, die ganz sicher auf unrichtige Nahrung und mangelnde Pflege im Entwicklungsalter zurückgeführt werden können:

Schwedische männliche Teilnehmer	59 %
Norwegische männliche Teilnehmer	53 %
Dänische männliche Teilnehmer	43 %
Dänisches Ballett	56 %

Knudsen fand, dass Handwerkslehrjungen einen verhältnismässig grossen Zerfall hatten, 53 %, Studenten 62 % und geistesschwache Kinder – wie zu erwarten war – bis zu 73 %.

Wir können aber sicher seinem Schlusssatz voll zustimmen, dass die meisten Rükken *in Ordnung sein könnten, wenn nur die Säuglingspflege, die Ernährung und das Training* richtig wären, und zwar von da an, wo die Mutter das Kind trägt und die ganze Wachstumszeit hindurch. Er vergleicht das

Rückgrat mit den Zähnen und meint, dass der Zerfall auf beiden Seiten genau die gleichen Ursachen hat. Damit hat er den Finger auf die wunde Stelle gelegt.

Säuglingspflege

Die Rückenwirbel des Säuglings sind noch nicht verknöchert, sondern weich, knorpelig und plastisch und befinden sich ständig in Wachstum und Entwicklung. Darum wird der Rücken des Säuglings leicht von ungeeigneten Körperlagen beeinflusst.

Der Säugling darf unter keinen Umständen sitzen, auch nicht mit noch so vielen Kissen und Stützen im Rücken. Das wird oft die Ursache zu einer Ausbuchtung des Kreuzes und zu schwachem Kreuz. Auch darf der Säugling nicht getragen werden, was im allgemeinen in grobem Unverstand geschieht, wo die Mutter oder die Pflegerin das Kind trägt – in der Regel auf dem linken Arm, um den rechten frei zu haben. Das verursacht leicht einen S-Form-Rücken, mit der oberen Ausbuchtung des S nach rechts und der unteren im Kreuz nach links. Durch das zu frühe Sitzen und ständige Herumtragen wird also ein doppelter Senkrücken geschaffen.

Die natürliche Lage des Kindes während der Nacht ist auf dem Rücken oder auf der

Seite, wobei es abwechselnd von der einen in die andere Lage gewendet werden muss. Am Tage aber ist der Platz des Kindes in einem Laufgitter – einer leicht zusammenklappbaren Einfriedung, etwa 70 cm hoch, 1 m breit und 1½ m lang. Dieses Laufgitter soll möglichst einen eigenen Boden haben, der im Winter in Nähe des Fensters auf Böcke gestellt werden kann, so dass das Kind während der dunklen Wintermonate soviel Licht wie möglich hat und gleichzeitig über den Fussbodenzug «erhöht» ist. Der Boden des Laufgitters muss mit einer dünnen Matratze bedeckt sein, die mit Wachstuch und Filz überzogen und am Gitter gut festgebunden wird.

In diesem Laufgitter sollte das Kind nun alle seine wache Zeit zubringen und nur herausgenommen werden, wenn es seine Mahlzeiten bekommt oder schlafen soll. Instinktiv nimmt es eine kriechende Stellung ein, wodurch der Kopf gehoben wird. Dies *Kopfheben* hat die wohltuendste Wirkung auf die Entwicklung des ganzen Rückgrates und legt den Grund zu einem aufrechten, gutentwikkelten fehlerfreien Rücken, zu gutentwickeltem, gutgewölbtem Brustkorb, freier Haltung und elastischem Gang mit hocherhobenem Kopf. Das freie Herumtollen und Herumkriechen im Laufgitter kräftigt die ganze Muskulatur, Sehnen und Bänder des Rückgrates und entwickelt sie allseitig, *so wie es alle*

Wirbel des Rückgrates von Anfang an in ihrer richtigen Lage festigt.

Gleichzeitig entwickelt das Laufgitter die Phantasie des Kindes, das Selbständigkeitsgefühl und die Fähigkeit, sich selbst zu unterhalten und zu vergnügen. Wenn die Zeit gekommen ist, greift es selbst in die Latten und richtet sich auf und macht allmählich im Laufgitter seine ersten Schritte, bis es sich frei von der einen Seite zur anderen bewegen kann. Auf keinen Fall darf das Gehen und Stehen forciert werden. Es muss von selbst kommen, wenn die Entwicklung der Muskulatur und des Knochenbaues des Kindes ihre «Reife» erlangt hat.

So wird der Grund zu einem normalen, gutentwickelten, starken Rückgrat – und Charakter – gelegt, bereit, alle Lasten des Lebens zu tragen und gleich einer Klippe im Meer alle Stösse hinzunehmen und allen Stürmen zu trotzen.

«Lahme gehen – Krüppel werfen ihre Krücken fort . . .»

Wir sind der Rückgratbehandlung durch die Zeiten gefolgt. Wir haben gesehen, wie sie in Ägypten entstand, wie sie ihre Vollendung erreichte durch das grosse ärztliche Genie *Hippokrates* in Griechenland während des vierten Jahrhunderts v. Chr., wie sie von Griechenland nach Rom übertragen wurde, wo diese Kunst u. a. von dem Leibarzt der römischen Kaiser, dem griechischen Arzt *Galenos* angewandt wurde, um dann in Vergessenheit zu geraten und mit dem Untergang des römischen Kaisertums unter den Ruinen der antiken Kultur begraben zu werden.

Nach 1700jähriger Vergessenheit sahen wir sie dann in dem freien Amerika aufs neue erstehen durch die zielbewusste Arbeit einer natürlichen Arztbegabung, des Kolonialwarenhändlers *David Daniel Palmer,* der am 5. März 1845 in der Nähe der Stadt Toronto geboren wurde und in Los Angeles, Kalifornien, am 13. Oktober 1913 (durch ein Automobilunglück) starb.

Das Jahr 1895 wird im allgemeinen als das Wiedergeburtsjahr der ehemaligen Rückgratsbehandlung angesehen. In diesem Jahre war es, dass es Palmer glückte, durch eine einfache Einrenkung verschobener Halswirbel die 17jährige Taubheit des Hausmeisters *Harvey Lillard* zu heilen. Seine Taubheit war nachweislich durch eine «Subluxation» einiger Halswirbel bei körperlicher Anstrengung entstanden.

Die Erfolge, die Palmer durch seine «Chiropraktik» erreichte, waren ebenso aufsehenerregend wie einzigartig. Es waren wahre «Wunder», die er vollführte. Eine Menge Krankheiten, unter denen die Leute seit Jahren litten und die aller ärztlichen Behandlung getrotzt hatten, verschwanden – oft durch eine einzige Behandlung – wie durch Zauberei. Blinde erhielten ihre Sehkraft wieder, Taube ihr Gehör, Krüppel warfen ihre Krükken fort, vieljährige, anhaltende Kopfschmerzen verschwanden, schwerer Ausschlag, chronische Hals- und Brustkatarrhe, Magenleiden, Schlaflosigkeit, Nervosität, Schwermut . . ., ja, sogar *Geisteskrankheiten* erwiesen sich in grossem Umfange als Folgen von Verschiebungen der Wirbelgelenke.

Das Beweismaterial für die Richtigkeit der chiropraktischen Grundsätze wuchs und wuchs. Das Gerücht von Palmers Wunderkuren verbreitete sich weit und breit. Das Empfangszimmer des Meisters konnte nicht mehr alle Hilfesuchenden fassen. Er sah sich nach Mitarbeitern um. Junge Leute strömten herzu, die sehen und lernen wollten. Palmer sah sich gezwungen, eine eigene Schule zu gründen. Er hatte dabei das für einen Vater seltene Glück, in seinem eigenen Sohn, *B. J. Palmer,* geboren am 10. September 1881, und dessen Frau, *Mabel Palmer,* seine besten Mithelfer zu bekommen. Ja, diesen beiden, dem berühmten «B. J.» und seiner Frau, gebührt die Ehre, zu des Vaters Werk den wissenschaftlichen Grund gelegt und seine Methode zur Vollendung gebracht zu haben.

Das vom Vater und Sohn gemeinsam gegründete Institut, *«The Palmer School of Chi-*

ropractic», Davenport, Iowa, USA (The P. S. C.) umfasst ein ganzes Viertel der Stadt *Davenport* mit einem gesamten Areal von etwa 30 000 Quadratmetern.

Das Institut wird jährlich von sehr zahlreichen Studenten aus der ganzen Welt besucht. Der Kursus ist drei- bis vierjährig und umfasst Unterweisung und Kurse in Anatomie, Orthopädie, Physiologie, Pathologie, Gynäkologie, Chemie, Röntgenlehre, die spezielle chiropraktische Technik usw. Die Kurse entsprechen in Zeitdauer und Umfang den Kursen, die unsere Medizinstudenten durchlaufen, um das medizinische Kandidatenexamen abzulegen – mit einer einzigen Ausnahme: die chiropraktischen Studenten erhalten *keinerlei Anweisung in der Anwendung von Medikamenten* – zum grossen Vorteil und Segen der Menschheit.

Beim Institut in Davenport ist eine für eine Million Dollar erbaute Privatklinik, sowie eine Poliklinik, an der täglich einige 100 Patienten behandelt werden. Das Institut besitzt ausserdem eine *osteologische Sammlung* mit anatomischen Präparaten, die ohne Zweifel die reichhaltigste und bemerkenswerteste ihrer Art in der Welt ist.

In diesem Institut wurden die chiropraktischen Theorien und Methoden zu einer neuen Wissenschaft ausgebildet, und von hier aus haben sie, seit der Gründung des Institutes 1903, sich über die ganze Welt verbreitet – unter einem beharrlichen und hartnäckigen Widerstand der Ärzteschaft, die mit allen zu Gebote stehenden Mitteln sie nicht allein zu hemmen, sondern mit Hilfe des Gesetzes und der Regierungen zu verbieten suchte. Die Chiropraktoren sind verfolgt, verhöhnt, vor Gericht gebracht, zu hohen Strafen verurteilt und ins Gefängnis geworfen worden, *ohne dass die Ärzteschaft sich auch nur bemühte, das historisch Berechtigte in ihren Methoden und die dadurch erreichten Erfolge zu untersuchen.*

Dies gilt auch von der schwedischen Ärzteschaft, obwohl sie als Motto an der Hauptwand des grossen Saales der Ärztegesellschaft in Stockholm folgende denkwürdigen Worte hat:

«Zur Vervollkommnung der Wissenschaft durch gegenseitige Mitteilung von Erkenntnissen und gesammelten Erfahrungen.»

Die Erfahrung, welche die Chiropraktoren sammelten und der Ärzteschaft und allen urteilsfähigen Mitbürgern zur Verfügung stellten, ist wahrhaft überwältigend und stellt alles in den Schatten, was andere bisher angewandte Methoden auf dem Gebiet der Heilkunst zu allen Zeiten erreichen konnten. Als Beispiel hierfür mag folgendes angeführt werden:

Im Jahre 1933 liess *«The Palmer School of Chiropractic»* in Davenport eine Statistik über die Erfolge aufstellen, die 218 Chiropraktiker, über die verschiedenen Staaten Amerikas verteilt, in 34 492 Rückgratbehandlungen von 4000 Patienten erzielten. Nicht weniger als 1400 verschiedene Krankheiten waren dabei behandelt worden. *In allen diesen Fällen war eine offenbare Besserung eingetreten, während in den meisten Fällen das Krankheitssymptom ganz verschwand.*

Am sichersten hat die Methode ihre Wirkung bei Hexenschuss, Ischias, chronischem Kopfschmerz, nervösen Leiden, Gefühllosigkeit, Taubheit, Schlaflosigkeit, Lähmungen, Herzleiden und Magenbeschwerden erwiesen.

Als allgemeine Regel kann festgestellt werden, dass alle Organe, deren Wirksamkeit herabgesetzt wurde, weil der zu ihnen führende Nerv durch Wirbelverschiebung eingeklemmt war, immer auf die eine oder andere Weise erkranken, *aber ihre Krankheit überwinden – teilweise oder ganz – sobald der Nervenstamm durch eine zweckmässige Rückgrateinrenkung oder Rückgratbehandlung von dem Druck befreit wird.*

Der Gründer der Methode, D. D. Palmer, ging so weit in seinem Glauben an die Chiropraktik als Heilmittel für Krankheiten, dass er erklärte, dass nicht weniger als 95 % aller Krankheiten auf nichts anderem als Wirbelverschiebungen beruhten – auch die infektiösen – und dass die restlichen 5 % durch einen Druck auf Nerven in anderen Gliedern verursacht seien, wo die Nerven durch verschiedene Gelenke führen.

Hier war er natürlich zu weit gegangen. Später ist dieser Standpunkt auch allgemein aufgegeben worden, und es dürfte nicht einen einzigen Chiropraktiker geben, der heute eine solche Behauptung unterschreiben würde. Diese Übertreibung hat jedoch ihre Erklärung. D. D. Palmer begann seine Tätigkeit zu einer Zeit, um 1890, als die Diätetik noch in den Windeln lag und als die Ärzte, die versucht hätten, Krankheiten durch Diätveränderungen zu heilen, unfehlbar ausgelacht und als nicht ganz normal angesehen worden wären. Er hatte deswegen keine Ahnung von dem Einfluss der Kost auf die Gesundheit. Selbst war er ein kerngesunder Mensch, dank dem Umstand, dass er zu einer Zeit geboren war, 1845, als die Lebensführung noch verhältnismässig einfach und gesund war. Zivilisationskrankheiten wie Krebs und Zuckerkrankheit waren damals fast unbekannt. Da sämtliche Kranke, die er behandelte, irgendeinen verschobenen Wirbel hatten und sie nach seinen Behandlungen ganz geheilt oder wenigstens gebessert wurden, konnte er sich nichts anderes denken, als dass Wirbelverschiebungen die Ursache zu fast allen Krankheiten waren. In den meisten Fällen hat er auch sofort den richtigen Wirbel gefunden, aus dem der eingeklemmte Nervenstrang zu dem kranken Organ führte, und hat erleben dürfen, wie die Funktionen dieses Organs wieder hergestellt wurden. Sogar bei ansteckenden Krankheiten wie z. B. Diphterie konnte er Erfolge erzielen. Kein Wunder, wenn er auf Grund seiner gesammelten reichen Erfahrungen zu seiner überraschenden und übertriebenen Schlussfolgerung kam.

Darin wurde er besonders durch die Erfolge bestärkt, die er früher mit seiner *magnetischen* Behandlung erreicht hatte. Dies führte ihn dazu, seine Theorie über die Nervenkraft oder die magnetische Kraft aufzustellen, die, von der *universalen Intelligenz* geführt, alles Leben aufbaue und erhalte sowie alle Krankheiten heile. Es gälte nur, ständig dafür zu sorgen, dass diese Kraft wirken könne, indem sie so unbehindert wie möglich durch Hirn und Nerven ströme zu allen Organen des Körpers und diese mit Hilfe ihrer lebengebenden, aufbauenden Eigenschaften steuere. Er sagte selbst:

«Das Leben ist ein Ausdruck dieser universalen Intelligenz, ob es sich nun um eine kleine Blume oder um den menschlichen Körper handelt. Diese Intelligenz ist es, die ihn erzeugt und im Mutterleib wie eine Knospe hervorspriessen lässt, ihn Schritt für Schritt aufbaut und alle Tätigkeit der Organe leitet, von der Wiege bis zum Grabe: den Schlag des Herzens, den Mechanismus des Atmens, das Mysterium der Verdauung und

des Stoffwechsels, die Ströme der Nervenbahnen, die Tätigkeit der Gehirnzellen, die Äusserungen des Seelenlebens und seine Kontakte mit dem «Alleben» im ganzen Universum und mit den unerschöpflichen geistigen Quellen.»

In dieser Schau auf das organische Leben von Ursprung an und auf dessen Erhaltung durch die erzeugende, kraftspendende und leitende universale Intelligenz zeigt sich die *chiropraktische Philosophie* nahe verwandt mit der religiösen Lebensanschauung.

Das schwache Rückgrat

Wie wir in früheren Ausführungen sahen, hebt der dänische Gymnastikinspektor *K. A. Knudsen* in seinem Buch über den «Rücken und seine Pflege» hervor, dass *«Rückenerkrankungen ebenso allgemein sind wie kranke Zähne.»*

Wir haben gegenwärtig ein paar tausend Zahnärzte und noch mehr praktizierende Ärzte in Schweden. Die Chiropraktoren sind mindestens ebenso notwendig wie die Zahnärzte. Aber der Zahnarzt heilt ebensowenig die Ursachen des Zahnzerfalls wie der Chiropraktor die Ursachen der Wirbelverschiebungen. Aus den früher angeführten Statistiken geht hervor, dass sich die durchschnittliche

Anzahl der Wirbeleinrenkungen in Amerika bis auf 8,6 Einrenkungen je Patient beläuft, eine geringe Anzahl verglichen mit der Anzahl der Arzt- und Zahnarztbesuche. Aber mit zunehmendem Rückenzerfall wird sich natürlich diese Zahl erhöhen, umso mehr, als *verschobene aber wiedereingerichtete Wirbel in vielen Fällen eine grosse Neigung zum Rückfall aufweisen, sofern das Rückgrat und der ganze Körper nicht mit zweckmässigen Mitteln gestärkt werden, damit die Tendenz zur Verschiebung sich immer mehr verringert.* Dieser Punkt hat sich als mindestens ebenso wichtig, wenn nicht noch viel wichtiger erwiesen, als die Einrenkung der verschobenen Wirbel. Das wichtigste von allem ist jedoch, mit allen zweckmässigen Mitteln anzustreben, den immer mehr zunehmenden Rückgratzerfall aufzuhalten und dadurch all den Krankheiten vorzubeugen, die dieser nachweisbar mit sich führt.

Hier öffnet sich ein grosses, gewaltiges Gebiet von Aufgaben, die ihre baldige Lösung fordern. Sonst wird unsere ganze Zivilisation sich in ein Inferno verwandeln, das von Ärzten, Zahnärzten, Chiropraktoren, Spezialisten aller Art, Krankenhäusern, Lazaretten, Kliniken, Apotheken, Sanatorien, Irrenanstalten usw. wimmelt.

Die Chiropraktik hat klar und deutlich gezeigt, dass ein schwaches Rückgrat die grösste Gefahr für den Menschen ist. Als Beispiel kann ein Fall aus London angeführt werden, wo eine Dame trotz fünfzig Behandlungen durch einen der geschicktesten Chiropraktoren der Millionenstadt doch ständig Rückfälle bekam. Nachdem es ihr eine Zeit lang verhältnismässig gut gegangen war – dank der ausgezeichneten Behandlung! – unternahm sie eines Tages Seilspringen mit der Folge, dass sie recht krank wurde und unmittelbar zum Chiropraktor gebracht werden musste. Als dieser das Rückgrat untersucht hatte, rief er aus: «Was in aller Welt haben Sie getan? Das ganze Rückgrat ist ja durcheinander. Nun müssen wir wieder ganz von vorne anfangen!» Ja, so empfindlich und geschwächt ist der moderne Mensch geworden. Die Ursachen zu diesen schwachen Körperkonstitutionen sind allzu offenbar. Sie beruhen ausschliesslich auf der verkehrten Lebensführung.

Und noch mehr Zeugnisse

Während diese Zeilen geschrieben wurden, erhielt der Verfasser den Besuch eines Mannes, der an schwerem Ischias litt. Nach kurzer Befragung konnte festgestellt werden, dass die Krankheit durch einen schweren Fall auf dem Eis während eines Hockeyspiels entstanden war. *Ischias* ist nämlich in neun von zehn Fällen durch Verschiebung desjenigen

Wirbels verursacht, von dem der Ischiasnerv ausläuft. Der Wirbel wurde nun von einem Chiropraktor eingerenkt, der Mann war gesund und fühlte nichts mehr von seinem Leiden, bis er eines Sonntags verlockt wurde, einen längeren Spaziergang zu unternehmen. Er berichtete, dass er sich unlustig und müde gefühlt habe, aber seinen Kameraden keine Absage geben wollte. Der Marsch wurde lang und besonders ermüdend. Als er einige Stunden gegangen war, fühlte er sich schwach und müde im Rücken. Am folgenden Morgen wachte er mit seinem alten Leiden auf. «Es schmerzte so, dass ich weder gehen, stehen noch liegen konnte. Als ich mich stark nach der einen Seite beugte, erhielt ich etwas Linderung, weshalb ich gezwungen war, diese Stellung einzuhalten. Ich litt fürchterliche Qualen und musste die Nächte, quer über einem Stuhl auf dem Magen liegend, verbringen. Am Tage schleppte ich mich umher wie ein Krüppel auf krummen Beinen und mit zur Seite gebeugtem Oberkörper, als ob ich einen Schlaganfall bekommen hätte und die ganze Seite gelähmt sei.»

Kann man sich einen Bericht denken, der eine Wirbelverschiebung und einen Rückfall dieses Leidens klarer und besser schildert? Ein paar Behandlungen eines geschickten Chiropraktors zauberten in einigen Tagen alle diese Symptome und schweren Leiden wieder fort.

Einmal, vor vielen Jahren, war ich Zeuge eines ähnlichen Wunders. Bei dem Besuch eines Sanatoriums für Lungenkranke zusammen mit einem guten Freund, der den Ruf hatte, einer der besten Chiropraktoren Englands zu sein, sah ich den Assistenzarzt des Sanatoriums sich vorwärts schleppen mit der Hand auf dem Rücken und stark verzerrten Gesichtszügen, während er sich unablässig zur rechten Seite bog, um Linderung zu bekommen. Ich wusste augenblicklich, was mit ihm los war, und da ich ihn gut kannte, bat ich ihn, mit meinem Freund zu seinem Sprechzimmer zu kommen. Es erforderte nicht viel Überredung, um den leidenden Mann zu veranlassen, Rock, Weste und Hemd auszuziehen und sich auf den Untersuchungstisch zu legen. Die geübten Finger meines Freundes tasteten sofort den «Ischiaswirbel» ab, eine schnelle Bewegung, ein knacksender Laut, dann ein Tasten mit den Fingern längs des ganzen Rückgrates bis hinauf zum Hals, ein neuer «Knacks» an einem Halswirbel – und lächelnd bat der Chiropraktor den Arzt, sich zu erheben. Dieser stand auf, betastete verwundert Stirn und Rücken, worauf er vorsichtig sein linkes Bein vorstreckte. «Bei Gott!» sagte er – ich fühle nichts... alles ist wie fortgeblasen... und ich glaube obendrein, Sie haben die verdammte Migräne weggezaubert... wie in aller Welt haben Sie das fertiggebracht?» –

«Die einfachste Sache!» sagte der Chiropraktor. «Sie hatten nicht allein den fünften Lendenwirbel, von wo der Ischiasnerv ausgeht, sondern auch den zweiten Halswirbel, dessen allzuoft eingeklemmter Nervenstrang die Hauptursache zur Migräne ist, verschoben. Vermutlich sind sie gefallen oder haben eine gewaltsame Bewegung getan, die diese Verschiebung verursacht hat?» Der Arzt dachte einen Augenblick nach. Darauf erhellte sich sein Gesicht und er sagte sichtlich überrascht: «Sie haben recht, ich fiel vor ungefähr drei Wochen recht unglücklich, als ich hinter einem Bus herlief, und am Tage darauf begann das Unheil.»

Ähnliche Fälle könnten zu Hunderten angeführt werden! – So wurde ein Ischiaspatient, der neun Monate schwer leidend war und zweimal im Lazarett lag – erst sieben und dann weitere neun Wochen – durch eine einzige Behandlung ganz von seinem Leiden befreit.

Ein anderer bemerkenswerter Fall war die Krankenschwester *Jenny Hägg.* Nachdem sie längere Zeit unter schweren Ischias- und Rückenschmerzen gelitten hatte und vom Oberarzt des Lazarettes, wo sie arbeitete, als unheilbar erklärt worden war, wurde sie durch eine zweimalige Behandlung eines Chiropraktors vollständig von ihrer Krankheit geheilt. Nachdem sie geheilt war, schrieb Fräulein Hägg einen Brief an den Oberarzt des Lazarettes, in dem sie gearbeitet hatte und schilderte ihm die Behandlung. Sie erhielt eine freundliche, anerkennende Antwort. Ja, der Oberarzt ging sogar so weit, dass er versprach, in Zukunft ähnliche Fälle in chiropraktische Behandlung zu geben.

Nicht alle Oberärzte sind jedoch so entgegenkommend. Bei einem Ringkampf im Januar 1937 fiel der bekannte Ringer Krull, zog sich eine Halswirbelverschiebung zu und musste ins Lazarett gebracht werden. Der Fall war sehr ernst. Der Patient war in Lebensgefahr. Ein bekannter Chiropraktor erbot sich, eine Untersuchung und Einrenkung vorzunehmen, erhielt aber ein «Pfui, schämen Sie sich!» zur Antwort. Der Ringkämpfer starb kurz darauf. Vermutlich hätte eine Wirbeleinrenkung sein Leben retten können.

Der lange Weg zur Anerkennung

Palmer hat im Jahre 1895 seine Tätigkeit begonnen, und schon nach einigen Jahrzehnten hatten *vierzig* von Nordamerikas Vereinigten Staaten die chiropraktische Ausbildung anerkannt und mit der medizinischen gleichgestellt. Dasselbe geschah in Kanada, Mexiko, Japan und China, sowie – durch eine im Jahre 1939 vorgenommene Volksabstimmung – im Kanton Zürich in der Schweiz.

In Amerika beläuft sich die Zahl der diplomierten chiropraktischen Ärzte auf mehrere Zehntausende. Ein paar Hundert amerikanische Versicherungsgesellschaften haben ihre Tätigkeit anerkannt und bedienen sich ihrer Untersuchungen und Gutachten bei Versicherungen.

Bei einem Prozess gegen einen Chiropraktor mit Beschuldigung der Ausübung von «Quacksalberei» haben sich sogar vor einigen Jahrzehnten in Norwegen drei leitende Ärzte für die Chiropraktik als eine legitime Behandlungsweise bei einer ganzen Reihe von Krankheiten, die durch Wirbelverschiebungen verursacht sind, ausgesprochen, und sie haben bestätigt, dass *sie selbst sich dieser Behandlungsmethode bedienten.* Diese Ärzte waren: Norwegens damals führender und meistbesuchter Spezialist für Gichterkrankungen, der damalige Oberarzt an Norwegens neuem Sanatorium für Gichtkrankheiten, Dr. med. A. Tanberg; der damalige Oberarzt am städtischen Krankenhaus Oslo, I. Saeves; und der wegen seiner Einsätze in der Behandlung der Krüppel weitbekannte Arzt und Vortragende, Dr. med. Alex. Brinchman.

In England hatte schon vor einigen Jahrzehnten der damalige Oberarzt an Londons Universitätskrankenhaus, Dr. med. Th. Marlin, in einer medizinischen Arbeit erklärt, dass er mit Hilfe der chiropraktischen Technik ausgezeichnete Erfolge erzielt habe bei der Behandlung von:

Kopfschmerzen, Nervenschmerzen, Müdigkeit, Nervosität, Gicht, Nervenentzündungen, Ischias, Rückenschmerzen, Lumbago, Verstopfung, Magenkrankheiten, Asthma, Menstruationsstörungen und anderen Frauenkrankheiten.

Dies mag genug sein, um einen Einblick in und einen Überblick über den unwiderstehlichen Siegeszug der Chiropraktik zu geben – trotz aller Hindernisse, welche die Ärzteschaft in allen Ländern ihr zu bereiten suchte und noch sucht. Unterdessen mussten Tausende von Patienten, die durch einige einfache Handgriffe eines Chiropraktoren von ihrem Leiden befreit werden könnten, Mengen von Medizin einnehmen, unerhörte Schmerzen erdulden, Wochen und Monate im Krankenhaus verbringen und mit allen möglichen anderen, weniger wirksamen Methoden behandelt werden – ausser der *richtigen,* der rationellsten, erfahrungs- und ergebnisreichsten von allen medizinischen Methoden – Hippokrates' und Galenos' vieltausendjähriger Kunst, der Chiropraktik.

In diesem Zusammenhang ist es begründet, daran zu erinnern, dass die Ärzteschaft 1845 einen der ersten praktizierenden Zahnärzte des Nordens vor Gericht zog und ihn ruinierte – wegen «Quacksalberei», und dass so gut wie alle grossen Erfinder und Vorkämpfer der medizinischen Forschung, wie *William Harvey,* der die Blutzirkulation entdeckte, *Semmelweis,* der die Antisepsis in Entbindungsanstalten einführte, *Lord Lister,* der sie bei Operationen als erster anwendete, *Pasteur,* der die Medizin revolutionierte durch die Entdeckung der Mikroorganismen in ihrer Rolle als Krankheitserreger..., sie alle zu ihrer Zeit von der grossen Masse der Ärzteschaft teils als Quacksalber betrachtet, teils als solche verfolgt wurden – so wie jetzt die Chiropraktoren.

«Zur Vervollkommnung der Wissenschaft durch gegenseitige Mitteilung von Erkenntnissen und gesammelter Erfahrung» – steht in halbmetergrossen Buchstaben an der Kopfwand des grossen Saales der Ärztegesellschaft in Stockholm. Denkenswerte Worte – für den besuchenden Laien zu begründen.

Unter Stevensons Lokomotive rollen die Räder...

oder: «E pur si move» (Und sie bewegt sich doch!)

Bei einer Zusammenkunft der *Royal Medical Society* in London vor einigen Jahrzehnten stellte ein englischer Arzt, *Dr. A. S. Wes-*

son, Krankheiten zur Diskussion, die durch kleine Verschiebungen der Wirbel im Rückgrat entstehen. Er benutzte dabei u. a. moderne chiropraktische Fachausdrücke wie «Subluxation» (eine geringe Verschiebung der Lage zweier Wirbel gegeneinander) im Gegensatz zu «Luxation», was bezeichnet, dass der betreffende Knochen ganz und gar «aus dem Glied» gegangen ist. Dies beweist, dass man in Ärztekreisen immer mehr beginnt einzusehen, welche Rolle diese «Subluxationen» als Ursache zu Krankheiten verschiedener Organe spielen. Dr. Wesson sieht es klar ein. Er führte u. a. aus:

«Es müsste jedem einzelnen einleuchtend sein und sollte kaum noch der Erwähnung bedürfen, dass diese Subluxationen *eine besondere Behandlung und gewisse Handgriffe* (Manipulationen) erfordern, damit die verschobenen Wirbel in ihre normale Lage zurückgebracht werden können. Wie oft hört man doch, dass Krankheitssymptome, wie Schmerzen in den Lenden, Lumbago, steifer Nacken, Schmerzen in den Rippenmuskeln, akute rheumatische Schmerzen in verschiedenen Organen usw. auf die betreffenden Organe zurückgeführt werden, trotzdem es sich tatsächlich um Verschiebungen (Subluxationen) in der Lage der Rückgratwirbel handelt. So ist man z. B. geneigt zu glauben, dass Schmerzen, die plötzlich in gewissen Muskeln auftreten, mit einer lokalen Empfindlichkeit in diesen und nachfolgendem Verlust der Bewegungsfähigkeit auf Krampf beruhen (lokaler Muskelspannung), während in einer grossen Anzahl von diesen Fällen die Ursache nachweislich in einer Wirbelverschiebung zu suchen ist.»

Dr. Wesson ist der Ansicht, dass *schlechte Haltung* und *einseitige Arbeit* an und für sich leicht eine nachteilige Einwirkung auf das Rückgrat hat und Schmerzen in Nacken, Schultern, Arm, Rücken und Beinen verursachen können, u. a. Lumbago und Ischias. Dieser schlechten Haltung kann nach seiner Ansicht durch geeignete gymnastische Übungen entgegengearbeitet werden, besonders, wenn diese zur rechten Zeit angefangen werden. Aber wenn die Haltung zur Gewohnheit wird und eingewurzelt ist, wird ausserdem eine besondere Behandlung mit gewissen zweckmässigen Handgriffen notwendig.

Solche schädliche Haltung, meint er, entsteht als Folge von schwerem Tragen, Graben, anhaltend aufrechter Stellung wie in Geschäften, wo wir die direkten Folgen z. B. an «shop girls back» – den kranken Rücken der Verkäuferinnen studieren können.

Hiermit sind wir zu weitgreifenden Problemen vorgedrungen, nämlich *die Einwirkung der einseitigen, modernen Berufe auf die anatomische Konstitution des Menschen und die Krankheiten, die eine Folge davon sind.* Wir brauchen nur an die Stellungen zu denken, die z. B. Kontorleute, Zahnärzte, Chauffeure und Lokomotivführer während ihrer Arbeit einnehmen, um dies einzusehen. Aber auch einseitige Kälte- und Wärmeeinwirkungen können die gleichen Folgen haben. Als Ursache zu weiteren gelegentlichen Wirbelverschiebungen können plötzliche unerwartete Bewegungen gerechnet werden, so wenn man glaubt, man gehe auf ebenem Feld und tritt in eine Grube oder hinunter auf eine nicht beachtete Stufe; plötzliche Wendung des Kopfes, Stolpern, Annahme, dass die Treppe noch eine Stufe mehr hat usw. Alle diese plötzlichen Veränderungen im Körpergleichgewicht und die Erschütterungen in der Lage der verschiedenen Organe, die hierdurch verursacht werden, können mit Leichtigkeit sogar durch eine einzige Behandlung eines geschickten Chiropraktors geheilt werden.

Einem grossen Teil der Ärzteschaft scheinen jedoch auch jetzt noch nicht die Augen hierfür aufgegangen zu sein – oder sie verblenden sich selbst durch vorgefasste Meinungen und rein theoretische Überlegungen, die in der Luft hängen. Es ist hier genau so gegangen wie damals, als Stevenson die Lokomotive erfand und die Ingenieure und Experten ihm mit Papier und Feder in der Hand und verwickelten gelehrten Berechnungen zu beweisen versuchten, dass eine solche Lokomotive niemals einen Wagen würde ziehen können, geschweige denn einen ganzen Zug von Wagen, «weil das Rad der Lokomotive unfehlbar auf den Schienen herumschnurren würde, wenn man die Lokomotive vor die Wagen koppelt». Stevenson baute jedoch trotz der Warnungen der Experten seine Lokomotive fertig, setzte sie auf die Probe und siehe – sie zog die Wagen! Da jedoch sagten die sehr verblüfften und langnäsigen «Experten», «dass diese Art zu reisen keine praktische Bedeutung und keinerlei Zukunft habe».

Genau dasselbe erleben wir nun in der Stellungnahme der Ärzteschaft zur Chiropraktik und ihrem Versuch, sie mit Hohn und Achselzucken als reinen Unsinn abzutun, «ohne alle Bedeutung für die Zukunft». Es mag daher hier am Platze sein, diese ebenso selbstzufriedenen wie kurzsichtigen Richter darüber zu unterrichten, dass für die Grundsätze der Chiropraktik durch praktische Experimente bereits bindende wissenschaftliche Beweise erbracht worden sind, und zwar von dem deutschen Wissenschaftler *Dr. Hertha* am veterinär-physiologischen Institut der Berliner Universität. Dieser hatte immer wieder gefunden, dass gewisse krankhafte Veränderungen der Leber bei Tieren mit nachweislichen Veränderungen am Rückgrat zusammenfielen, *genau an den Stellen, von wo die Nerven zur Leber ausgingen.*

Als Ursache zu diesen Wirbelverschiebungen bei Kühen, Kälbern, Pferden und Schweinen nennt Dr. Hertha plötzliche Bewegungen, so z. B., wenn eine Kuh sich erhebt und eines der Hinterbeine gleitet aus, wenn ein Pferd strauchelt und fällt, schwierige Geburten usw. Dr. Hertha hat die *bindenden Beweise dafür geliefert, dass diese Subluxationen wirklich vorkommen und Störungen in den Organen verursachen, zu denen die Nerven von dem verschobenen Rückgratwirbel führen.* Um die Beweiskette vollständig zu machen, schliesst er die interessante Schilderung über seine Experimente in der «Tierärztlichen Rundschau» mit dem Bericht, dass zwei bekannte deutsche Forscher, *Fabris* und *Jäger,* auf die gleiche Leberkrankheit bei Menschen mit den gleichen verschobenen Rückgratwirbeln hingewiesen haben.

So «rollen also nun die Räder an Stevensons Lokomotive» – trotz der Experten!

Kann Blindheit und Taubheit durch Wirbelverschiebungen verursacht werden?

Die meisten Ärzte stellen sich zweifelnd und abweisend zu dieser Frage, weil, wie sie nachweisen, sowohl der Seh- wie der Gehörnerv direkt vom Gehirn zu dem betreffenden Organ geht. Aus diesem Anlass hatte ich mich an einen bekannten schwedischen Chiropraktor gewandt, der folgende Antwort gab:

«Was nun speziell die Seh- und Gehörnerven betrifft, so ist es richtig, dass sie direkt vom Gehirn zu dem betreffenden Organ gehen, aber wir dürfen hierbei nicht vergessen, dass die Rückgratnerven mit dem obersten Halsganglion des sympathischen Nervensystems Verbindung haben. Von diesem Ganglion gehen Nerven aus, die Verbindung mit den Seh- und Gehörnerven haben über carotis und cavernus plexus. Wenn Störungen durch Druck oder Reizung von einem verschobenen Wirbel – gewöhnlich ‹Atlas› – bei diesen komplizierten Verbindungen entstehen, kann dieser Druck sich nachweislich so auswirken, dass sogar vollständige Blindheit oder Taubheit die Folgen sind. Unter den vielen Beispielen mag hier folgender Fall aufgeführt werden. Er wurde in einer schwedischen Zeitung berichtet:

«Nachdem ich längere Zeit an vollständiger Taubheit auf einem Ohr gelitten hatte, habe ich nun mein Gehör wiedererlangt durch eine zehnmalige Behandlung von Chiropraktor . . ., was dankbar anerkannt wird. I. Hansson»

Ein Medizinstudent schreibt mir:

«Umsichtige, vorurteilsfreie Menschen sind dank der «Rückgrateinrenkung» schnell wiederhergestellt worden von einer Menge verschiedener Krankheiten, die – was die Ärzte leider immer noch nicht fassen können – durch minimale «Luxationen» der Rückgratwirbel infolge heftiger Bewegungen, – Überanstrengung, Überheben usw. – entstanden sind.

Es sind nicht nur diplomierte Chiropraktoren, sondern auch legitimierte Ärzte, welche diese Behandlungsweise aufgenommen haben und sich ihrer in der Praxis bedienen. Viele als unheilbar angesehene Krankheiten und Störungen in den Lebensfunktionen konnten auf diese Weise behoben werden. Dass ein schwedischer legitimierter Arzt mit Hilfe der chiropraktischen Behandlung schon vor mehreren Jahren Tausende von Patienten von allerlei Krankheiten heilte, dürfte eigentlich genug sein, um alle, auch die konservativsten Kollegen und Forscher auf pathologischem und therapeutischem Gebiet von dem unbestreitbar Richtigen dieser Behandlungsweise zu überzeugen. Sicherlich werden wir in den nächsten Jahren Zeugen eines spürbaren Umschwunges in der Einstellung zu diesem Problem sein. Es gibt schon jetzt eine Schar Ärzte, die sich ausser in der Diagnostik und den gewöhnlichen Behandlungsmethoden auch mit aller Kraft für die diätetische und chiropraktische Heilweise einsetzen.»

Sicher ist, dass verschiedene Meinungsverschiedenheiten zwischen diesen neuen Richtungen und der alten Schulmedizin auftreten. Über den Ausgang dieses Tauziehens wird doch wohl niemand zweifeln, der handgreifliche Beispiele von den wunderbaren Heilungserfolgen gesehen hat, die diese noch von einer ganzen Anzahl Ärzte in Frage gestellten und von einigen als «Unsinn» angesehenen Behandlungsmethoden zu erzielen vermochten. Hier wollen wir nur noch einige Fälle heranziehen, die zeigen, wie erfolgreich die neue chiropraktische Behandlungsweise ist.

Sechs unnütze Wochen im Bett!

Direktor C. H. G., ungefähr 50 Jahre alt, leidet an schwerem Rückenschaden, zugezogen durch Fall auf der Treppe. Einlieferung ins Krankenhaus. Sechs Wochen Bettruhe ohne nennenswerte Besserung. Von neuem Fall, geschehen bei unvorsichtigem Spaziergang auf glatter Strasse. Ein guter Freund überredet ihn, einen anerkannt guten Chiropraktor zu rufen. Vollständige Wiederherstellung durch ein paar Behandlungen! Der Patient fühlt sich nicht nur ganz befreit von seinem Leiden, sondern auch stärker im Rücken als je zuvor. Unser guter Direktor trifft mit dem Arzt zusammen, der ihn behandelte, und erzählt, dass er nun durch chiropraktische Behandlung vollständig wiederhergestellt ist.

Der Arzt zuckt die Achseln, lächelt mitleidig und fragt halb ironisch, ob der Direktor wirklich «an solche Grillen glaubt». Dass der Patient wirklich gesund und von seinem Leiden ganz wiederhergestellt wurde, berücksichtigte der Arzt nicht im geringsten. Er war rein theoretisch gegen die chiropraktische Methode eingestellt und verneinte deshalb glatt die erfahrungsgemäss unbestreitbaren Erfolge derselben. Diese Einstellung ist es, die in allen Zeiten so verhängnisvoll für die Medizin war und die veranlasste, dass neue Entdekkungen warten mussten, bis die derzeitige Generation von Ärzten ausgestorben war, ehe sie von der nächsten Generation oder der folgenden anerkannt wurden.

Wie ein langwieriger Krankenhausaufenthalt und eine schwere Operation vermieden wurden . . .

I. A., 8 Jahre alt, der sich einen Halsschaden beim Spiel zugezogen hat, leidet unter Schmerzen und grosser Schwierigkeit, den Kopf aufrecht zu halten. Eine der grossen Halssehnen ist krampfartig hart und gespannt. Der konsultierende Arzt verordnet Massage und vorsichtige «Hals-Gymnastik» unter Anleitung eines Heilgymnasten. Behandlung vollständig ergebnislos! Jetzt Aufsuchen der Krüppelanstalt in Stockholm, wo der Oberarzt erklärt, dass «es am besten sei, den Jungen für einige Monate einzuliefern, um ihn zu operieren und die Sehne auszudehnen».

Mit Rücksicht auf die ziemlich schlechte allgemeine Konstitution des Jungen schlägt ein guter Freund dem Vater vor, sich an Stelle der Operation an einen gewissen legitimierten Arzt zu wenden, der sich der Chiropraktik bedient. Gesagt – getan! Nach wenigen Behandlungen verschwindet der Krampf wie durch Zauberei und der Kopf gewinnt seine normale Stellung und Beweglichkeit zurück.

Hexenschuss nach Verheben . . .

G. T., Schwerarbeiter, etwa 40 Jahre alt. Schwerer «Hexenschuss» nach Verheben. Grosse Schwierigkeit beim Gehen. Nur teilweise wiederhergestellt nach langem Krankenhausaufenthalt. Rückfall und der Zustand wird noch mehr verschlimmert. Neuer langwieriger Krankenhausaufenthalt in Aussicht! Hinzugerufener Chiropraktor stellt den Patienten *vollständig* wieder her durch eine geringe Anzahl von Behandlungen. Der Mann ist seitdem wieder voll arbeitsfähig – *ohne Rückfall!*

Eine Unzahl ähnlicher Fälle, die zu unserer persönlichen Kenntnis gekommen sind, könnten in diesem Zusammenhang angeführt werden. Sie sprechen ihre deutliche Sprache und widerlegen besser als die gelehrtesten Abhandlungen die angebliche Unmöglichkeit dieser seit grauer Vorzeit bekannten Wirbelverschiebungen.

Leider kann es nicht vermieden werden, dass in diesen wie in so manchen anderen Fällen verantwortungslose Individuen aus der neuen Behandlungsmethode Geld zu schlagen versuchen, ohne geschult und in dieselbe eingeführt zu sein. Aber wer trägt wohl die Verantwortung hierfür, wenn nicht die Ärzteschaft, die sich weigert, eine Behandlungsmethode gutzuheissen, die nicht nur vieltausendjährige Ahnen hat und ihre Ausbildung und Vollendung von keinem geringeren als dem Vater der Ärztekunst, *Hippokrates,* bereits in der Antike erfuhr, sondern die auch die ganze moderne Erfahrungswissenschaft – die auf Erfahrung aufgebaute *Sachkenntnis* – für sich hat.

Es ist deshalb zu fordern, dass diese Behandlungsmethode auch in Europa überall legalisiert und Institute für die Ausbildung von Chiropraktoren unter staatlicher Kontrolle errichtet werden.

Inhalt

Zwei grundlegende Gesundheits-Bücher
für alle, die gesund werden — und bleiben möchten.

Waerland-Praxis, 1. Band:

Das Waerland-Handbuch der Gesundheit

5. Auflage, 160 Seiten, geb. DM/Fr. 18.– *)

Mit seinem ausführlichen Stichwortverzeichnis und seinen knappen Darstellungen dient dieses Buch zum Nachschlagen in der täglichen Anwendung von Are Waerlands Gesundheitslehren. Da es auch die logischen Beweise für die Richtigkeit des Waerland-Systems enthält, ist es allen nützlich, die in der Auseinandersetzung mit der Umwelt schnell die schlagenden Argumente Waerlands zur Hand haben wollen.

Waerland-Praxis, 2. Band:

Die Waerland-Therapie und ihre Erfolge

7. Auflage, 240 Seiten, geb. DM/Fr. 20.– *)

Hier finden sich alle Anweisungen für den, der sich zuerst aus eigenem Kranksein befreien muss. Auch hier erleichtert ein Register das Nachschlagen und Auffinden. Von Auflage zu Auflage hat die Autorin Ebba Waerland das Buch verbessert. Es werden anhand zahlreicher Krankengeschichten einzeln behandelt: alle rheumatischen Erkrankungen, alle Stoffwechsel- und Kreislaufkrankheiten wie Rheuma, Gicht, Asthma, Zucker, Krebs, Magen-, Darm-, Leber-, Gallenleiden, Herz, Nieren, Multiple Sklerose, Wasser, Tuberkulose, Migräne, Verstopfung, Ekzeme, Blutdruck, Basedow, Kropf, Krampfadern, Erkältungskrankheiten u. a. m.

*) Preisänderungen vorbehalten

Are Waerland, Hauptwerk 1. Band:

Befreiung aus dem Hexenkessel der Krankheiten

4. Auflage, 260 Seiten, Leinen DM/Fr. 20.— *)

In diesem Buch erleben Sie Are Waerlands eigenen Schicksalskampf gegen die Krankheit mit: wie er sich aus den Krallen des Todes befreite und durch seine Entdeckungen eine wahre Auferstehung erfuhr. Die Erkenntnis, was Leben und Gesundheit wirklich sein können, überwältigt auch uns beim Lesen dieses packenden Berichts.

Are Waerland, Hauptwerk 2. Band:

Der Weg zu einer neuen Menschheit

3. Auflage, 464 Seiten, Leinen DM/Fr. 30.— *)

Dieses Buch – eine Gesamtschau des Gesundheitsproblems – enthält in 25 spannenden Kapiteln alle Entdeckungen und Lehren des grossen Forschers und reisst den Leser begeisternd mit zur eigenen Tat und Verwirklichung – neuen Zielen entgegen.

Ebba Waerlands

Fest- und Alltag-Rezepte

61.–65. Tausend, 112 Seiten, geb. DM/Fr. 9.80 *)

Je länger wir von einer natürlichen, unverdorbenen, dem menschlichen Organismus entsprechenden lacto-vegetabilen Vollwertkost leben, desto feiner wird unser Geschmacksinn. Wenn die scharfen, abstumpfenden Reize einer übermässig gewürzten, sogenannt «zivilisierten Kost» wegfallen, so entdeckt man bald ganz neue, herrlich-frische Geschmacksnuancen, von denen man früher keine Ahnung hatte. Das Essen wird zu einem Genuss, der gleichzeitig Grundlage und Garantie unseres Wohlbefindens, unserer Gesundheit und körperlichen wie geistigen Leistungsfähigkeit bildet.

Are Waerland

Die Kälte-Therapie

und ihre erstaunlichen Erfolge

Erkältungskrankheiten schnell geheilt

und vollständig beseitigt

4. Auflage, 112 Seiten, geb. DM/Fr. 9.80 *)

Nicht Bazillen oder Viren verursachen die Erkältungskrankheiten. Deshalb gibt es auch kein Serum, mit dem man den Erkältungskrankheiten wirksam begegnen kann. Die Erkältungskrankheiten werden an erster Stelle hervorgerufen durch Störungen im Wärmemechanismus des Körpers und den daraus folgenden Stockungen in der Wärmeversorgung des ganzen Organismus. Der Wärmemechanismus wird hauptsächlich durch unsere Muskeln, unsere Lungen und unsere Haut reguliert. Mit der neuen Kältetherapie halten wir diese Organe funktionstüchtig und machen uns gegen Erkältungskrankheiten immun.

Alle Waerland-Bücher im Humata Verlag Harold S. Blume

CH-3000 Bern 6, Fach 74
D-6 Frankfurt/M. 1, Fach 3809 · A-5020 Salzburg, Bergstr. 16

*) Preisänderungen vorbehalten